低能量人有效休息指南

[日]片野秀树 著
王博 译

休養学
あなたを疲れから救う

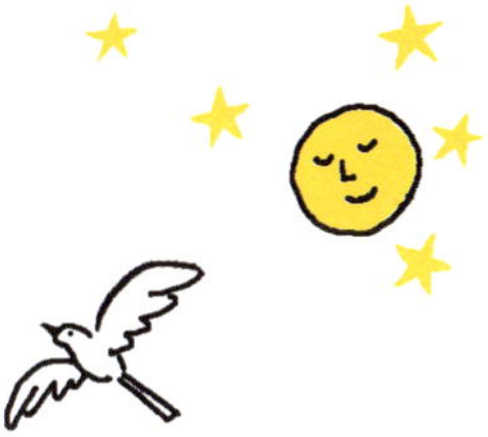

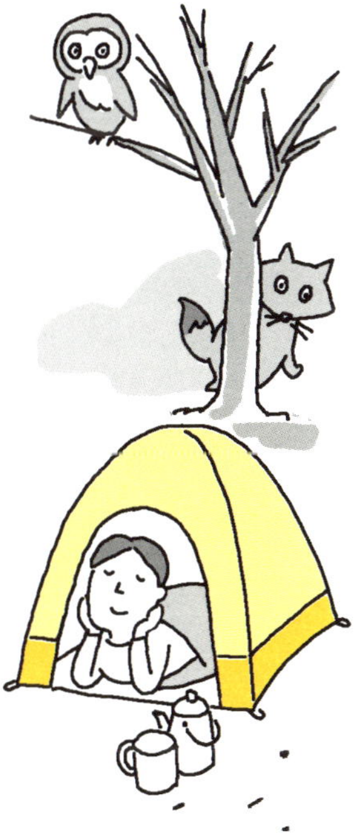

中信出版集团 | 北京

图书在版编目（CIP）数据

低能量人有效休息指南 /（日）片野秀树著；王博译. -- 北京：中信出版社，2025. 8. -- ISBN 978-7-5217-7595-2

Ⅰ. R163-49

中国国家版本馆 CIP 数据核字第 2025D9V607 号

低能量人有效休息指南

著者：　［日］片野秀树

译者：　王博

出版发行：中信出版集团股份有限公司

（北京市朝阳区东三环北路 27 号嘉铭中心　邮编　100020）

承印者：　三河市中晟雅豪印务有限公司

开本：880mm×1230mm　1/32　　印张：7　　字数：120 千字

版次：2025 年 8 月第 1 版　　印次：2025 年 8 月第 1 次印刷

京权图字：01–2025–3485　　书号：ISBN 978–7–5217–7595–2

定价：58.00 元

服务热线：400–600–8099

投稿邮箱：author@citicpub.com

目录

1

第1章 80%的人正处于疲劳状态

②

第2章 科学解读疲劳的真相

第3章 七大最佳休息方式

第4章 仅靠睡眠是没办法休息好的

4

5

第5章 开启新的休息方式吧

前言

“总觉得身体沉重。”

“无论睡多久，都还是觉得倦怠不堪，无法完全消除疲劳感。”

“光是去公司就已经累得不行。”

“休息日不知道该做什么，到头来一整天也只是无所事事。”

“周末补觉，结果收假返工时反而更累。”

你是否也为这些事烦恼呢?

每天忙于工作和家务，渴望放松却无暇休息；即便有带薪假，但同事都不去申请，上司也拉着一张脸，很难申请下来；拖着疲惫的身体去上班，却总是呵欠连天，无法集中精神；效率低下，回家也就越来越晚……

这样的人恐怕比比皆是吧？

“累了就该休息”，为什么连如此理所当然之事都做不到呢？仔细想想就会发现，这非常奇怪。归根结底，人们所面临的问题在于……稍等，在此之前先让我做个自我介绍。

我叫片野秀树，是日本恢复协会的代表理事，提倡“休息是一门学问”这一学说。虽然我们并没有在全世界范围内进行实地调查，但恐怕海外也没有类似以“休息学”为名的学问。

疲劳是全人类共同的问题。尤其是在曾被称为“疲劳大国”的日本，牺牲自我、努力工作的观念被视为美德。即使是今天，这种倾向仍然存在，许多人将“休息=懒惰”视为真理，对于休息怀有罪恶感。我始终认为，这是一个非常严峻的问题。

保持健康的三大要素是“营养、运动、休息”。三者之中，营养和运动的学术体系已经取得很大进展，无论是孩子还是成年人都有机会接受相关的教育。在运动方面，从小学阶段起就有体育课，还有体育类专科大学。运动生理学和体育科学等运动相关领域的研究也如火如荼。在营养方面也是如此，日本从小学开始就设立了家政课，让学生学习营养相关的基础知识，也有很多大学可以专门学习营养学。

然而，唯有休息没有作为一门学科被确立下来。这可能是因为人们普遍抱着“只要待着别动就行，休息人人都会”“根本没必要特意去学习怎么休息”的想法。

可是，现代人正因前所未有、多样化的压力和疲劳而困扰。与以体力劳动为主的时代相比，现在的工作依赖电脑、手机等数码产品，主要是消耗精神。因此，如果仍然选择与过去相同的休息方法，可能无法有效缓解疲劳。

本书将对长期被忽视的疲劳问题进行科学的解读，解答以下疑问：

· 人为何会感到疲惫？
· 即便筋疲力尽也继续工作而不休息，人的身体会变成怎样？
· 什么样的休息方式最有效？

稍后我会对这些问题进行详细解答。与疼痛、发烧一样，疲劳也是身体发出的警告，它在提醒我们“如果不休息的话，会很危险”。但人类的大脑可以暂时忽视这种警告。虽能勉强应对，如此持续下去绝不是一件好事。

此外，许多疲惫的人往往试图通过多睡觉来消除疲惫。但你知道吗，仅仅延长睡眠时间、一味地躺在床上或沙发上，实际上可能会适得其反。

人们通常认为休息就是待着什么也不做，但今后我们需要更加主动的休息方式。

本书划分了七种休息方式，希望大家可以通过适当的组合，找到最能让自己恢复状态的休息方式（我称之为“主动休息”）。找到适合自己的休息方式，也可以让假期的价值倍增。

一流的运动员都明白休息的重要性，通过合理休息以发挥最佳表现。同样地，商业人士也应该重视休息，以获得最大的成果。我们今后的工作方式，不正应该向这一方向转变吗?

有的人下班后疲惫不堪，毫无干劲，对着家里堆积如山的脏衣服和没洗的碗碟束手无策；有的人因为“太累了，发了会儿呆，结果犯了大错……”而感到沮丧；有的人“想辞掉辛苦的工作，但辞职的话生活将无从维持”，所以依然强迫自己上班。

本书将为这些人提供无须依赖功能饮料或咖啡，通过深度休息获得最佳状态的方法。

希望你能放松心情，愉快地阅读，这将是我最大的幸福。

片野秀树

2024年2月

日本人の8割が疲れている

①

第 1 章

80%的人正处于疲劳状态

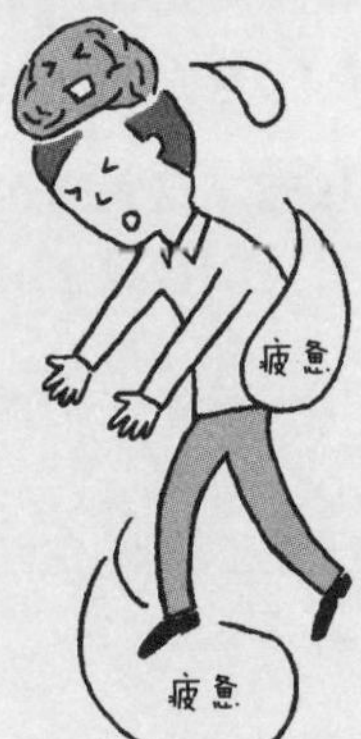

疲劳人群在过去25年里显著增加

冒昧问一下，你现在觉得累吗?

想必回答不是“非常累”就是“有点累”吧。

为什么我会这么说呢?

日本恢复协会以10万名劳动者为对象，展开了关于疲劳情况的调查。结果显示，近几年来，约80%的劳动者是在疲劳状态下生活的（见图1-1）。

回溯到20多年前（1999年），当时厚生劳动省[1]以60岁以下的劳动者为对象，开展了疲劳程度调查。那时，有约60%的劳动者表示处于疲劳状态。

这个80%左右的比例，意味着绝大多数人都处于疲劳状态。这是一个令人惊讶的数字，可以说，日本人的疲劳已经到了极为严峻的程度。

根据我们的调查结果，在性别上，76.8%的男性表示

---

[1] 厚生劳动省是日本负责医疗卫生和社会保障的主要部门。——编者注

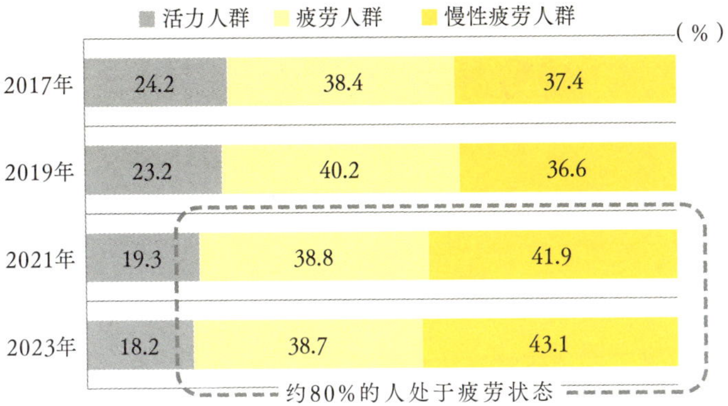

图1-1　2017年至2023年疲劳程度的发展

注：以日本20~69岁的男性和女性为调查对象

数据来源：日本恢复协会

处于疲劳或长期疲劳状态；80.1%的女性表示处于疲劳或长期疲劳的状态。由此来看，女性比男性更为疲劳。男女疲劳比例的平均值约为78.4%。关于这项调查的详细内容，我将会在后文深入探讨。

疲劳导致巨额经济损失

1999 年厚生劳动省的调查由厚生劳动省疲劳调查研究班进行。该研究班从文部科学省[1]获得补助金，自 2004 年开始就疲劳情况展开了调查。调查结果揭示了患有慢性疲劳综合征（指影响正常生活的疲劳状态持续了 6 个月以上）的群体所造成的经济损失。

经济损失的金额竟然高达约 1.2 万亿日元。这无疑是一个惊人的数字，其中甚至还不包括相关的医疗费用。

当时有 60% 的人处于疲劳状态，造成的损失就高达 1.2 万亿日元，而如今这一比例上升至 80%，带来的经济损失可想而知。尽管目前没有新的调查数据，但损失显然将超过 1.2 万亿日元。

那么，为什么会产生如此巨额的经济损失呢？一言以蔽之，尽管感到疲劳，人们仍勉强继续工作，导致生产力

[1] 文部科学省是日本中央政府的一个行政机关，负责统筹日本国内的教育、科学技术、学术、文化和体育等事务。——编者注

下降。

近年来，“出勤主义”（Presenteeism）和“缺勤主义”（Absenteeism）等词语作为衡量企业生产力的指标逐渐被使用。

“出勤主义”，在日本被称为“带病出勤”，指的是在身体状况不佳的情况下仍坚持上班。头痛、胃肠不适、轻度抑郁、花粉症等属于“虽然不舒服，但忍一忍也能勉强继续上班的疾病”，但如此一来，人们的工作表现（业务完成能力）就会大幅下降。据悉，在美国，每年由带病出勤造成的经济损失高达约1500亿美元。

而“缺勤主义”指的则是“因病旷工”。带病出勤的情况进一步恶化，就变成了无法工作的状态。

即使是因疲劳而陷入这种状态的人，企业仍需继续为其支付薪水。然而，由于身体状况不佳而勉强继续工作并不能提升生产力，因此也算作“损失”。

年轻女性最疲劳

“既然有 80% 的人处于疲劳状态，那剩下的 20% 是不是都是年轻人呢？”恐怕很多人都会有这种想法吧？

但根据我们的调查结果，情况恰好相反（见图 1-2）。

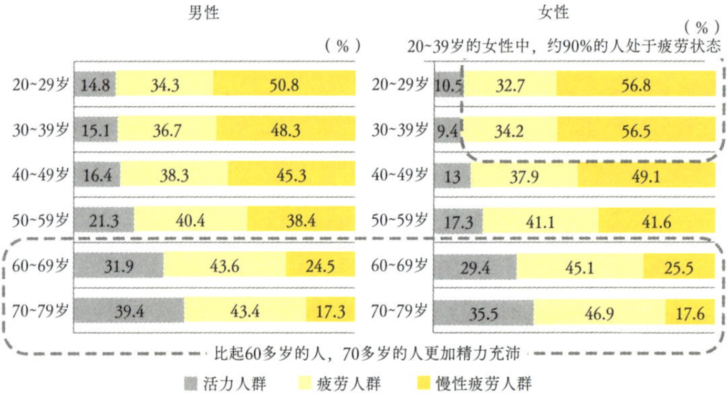

图 1-2 不同性别和年龄段的疲劳情况

数据来源：日本恢复协会（2023 年）

实际上，从年龄段来看，越年轻的人越疲劳，六七十岁的人反而更加精力充沛。六七十岁的人可能已经退休，即使还在工作，压力也不大。孩子也都已经独立，个人可支配收入相对较多，时间也比较充裕，因此不容易感到疲劳。

有趣的是，70多岁的人比60多岁的人更不容易感到疲劳。60多岁的男性中，精力充沛的人占31.9%，而到了70多岁，精力充沛的人占比上升到了39.4%。

女性也是如此。60多岁的女性中，精力充沛的人占29.4%，而到了70多岁，这个比例则增加到了35.5%。尽管如此，与同年龄段的男性相比，女性精力充沛的人数仍少了约4%。

女性比男性更容易感到疲劳，这一点在年轻群体中也是如此。尤其是二三十岁的女性。调查显示，20多岁的女性中有89.5%表示“处于疲劳状态”，而到了30多岁这个阶段，这一比例增长至90.7%。也就是说，约90%的年轻女性正处于疲劳状态。

这恐怕是因为，这个年龄段的女性结婚后也会继续上班。即便如此，她们依旧要承担家务，有时还要照顾孩子。可以想象她们的生活是多么辛苦。

越是年轻，白天就越困

根据OECD（经济合作与发展组织）的调查，日本女性的睡眠时间在全球范围内相对较短。厚生劳动省的调查也显示，越是年轻的人，越容易在白天感到困倦。在20多岁的人群中，接近50%的人表示会在白天感到有困意（见图1-3）。

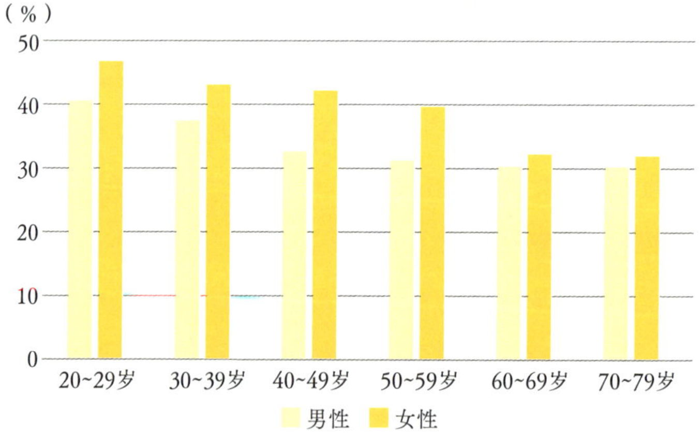

图1-3 白天感到有困意的人的比例

数据来源：日本厚生劳动省《2019年日本国民健康与营养调查结果》

年轻人白天困倦的情况较多，而年长者则相反，白天时并不太容易感到有困意。随着年龄增长，困意逐渐减轻，这一现象除了生物学上的因素，可能还有一个原因就是到了60岁之后，许多人已经退休，能够得到充足的睡眠。而女性比男性更容易感到困倦，可能与女性的疲劳程度更高有关。

无论如何，从上述数据来看，都可以得出结论：这些人毫无疑问正处于疲劳状态。

1999年的数据显示，感到疲惫的人约占总体的60%，而如今这一比例增加到了约80%，未来这一趋势可能会进一步加速。如果处于疲劳状态的人就这样不断增加，直至所有人都处于疲劳状态的话，这个世界会变成什么样呢？

若生产力下降，经济增长便无从谈起，而且疲劳会增加出错的概率，甚至可能导致出现危及生命的重大事故。尤其是从事交通运输和医疗等关乎人命的工作的人员，他们的疲劳不利于一个安心、安全的社会的建设。

只工作不休息是美德吗?

年龄较大的人可能还记得，曾经有个“过劳”或“工作狂”时代。然而，若将现在日本的工作时间、假期天数与其他国家相比，其实并没有特别过度工作。尽管如此，日本人也的确拥有勤奋的民族性及将休息视作罪恶的倾向。

例如在日本职场，人们通常会互相道一声“辛苦了”，而不是互相问候“早上好”或“你好”。如果使用谷歌翻译将这句话翻译为英语，会出现“Thank you for your hard work”，直译过来就是“感谢你的辛勤劳动”。

之所以会出现这样的日常问候，或许正是因为日本有着“疲惫理所当然”的共识。

一方面，这体现了日本人“为了工作粉身碎骨也理所当然”的普遍意识。从不休息，坚持出勤，至今仍被视为一种美德。所以有“不劳者不得食”这样的谚语也就不足为奇了。

另一方面，英语中的问候语是“Hi, how are you（嗨，你好吗）”，如果用这种方式问候，状态良好时可以回答“Fine（挺好的）”，如果状态不佳就可以说“Not good（不太好）”。当然，如果面对关系不太亲密的人，即使状态不佳，通常也会回答“Fine”，但当被问及身体状况时，至少可以更轻松地回答好或不好。

然而，在日本，先被人问候了一声“辛苦了”之后，就很难再去表达自己状态不佳这件事了。

说不出口的“太累了，我要请假”

在这样的日本职场之中，当人们真的感到疲惫时，是否能够好好休息呢?

这里我想问大家一个问题：你曾以疲惫为理由请过假吗? 早上起床时感觉莫名疲惫，身体沉重，这时候有多少人会联系公司说“今天有些疲惫，我想请假”呢?

或许大家会回答：“如果这么说的话，肯定会被一句‘开什么玩笑’给驳回。”“公司顶多回复一句‘不只是你，大家都很累，赶紧来公司’。”

现实可能是，哪怕想申请带薪休假，也因上司一脸不悦的表情而说不出口。

毕竟在日本，甚至有“全勤奖”这种奖励从不请假的职员或坚持上学的人的制度。这一制度导致在社会上一日不休地上学或工作被赋予了很大的价值。并且依然有很多人将休息等同于懒惰和偷懒，对休息怀有罪恶感。

大家都明白，人在疲惫时是无法达到最佳状态的。但即便如此，也不能自己想请假就请假。于是出现了虽然在上班但毫无效率这种情况。而且一旦上班，只要上司没下班，自己也回不了家。因为大家都认为“在公司待到很晚说明富有工作热情”“早走的人就是没有认真工作”……

如此这般对疲惫放任不管，连累了就去休息这种理所应当的事情都做不到的社会，难道不是怪异之极吗?

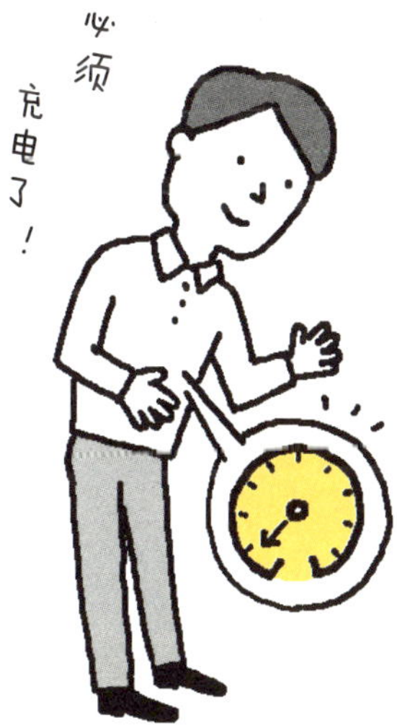

日本人真有想象中那么累吗?

那么，日本人的睡眠时间和工作时间与其他国家相比又如何呢？让我们来更详细地了解一下。

根据 2021 年 OECD 对各国平均睡眠时间的调查数据，OECD 成员国的每日平均睡眠时间为 508 分钟（8 小时 28 分钟），而日本仅为 442 分钟（7 小时 22 分钟），日本的睡眠时间在 OECD 成员国中排在了最后一名。

实际上，在这种调查中，日本和韩国总是处于倒数第一、倒数第二的位置。韩国的每日平均睡眠时间也较短，仅为 7 小时 51 分钟。

此外，我曾经生活过的德国的平均睡眠时间与 OECD 成员国平均值相近，比日本多出大约 1 小时。

关于工作时间，我们也试着将日本与其他 OECD 成员国对比一下（参考 2022 年的数据）。日本给人的印象是工作时间较长，但其实年均工作时间为 1607 小时，低于全球年均工作时间 1752 小时。而以假期多著称的德国年均工作时间为1341小时，比日本少了266小时。按照每天工作8小时计算，德国每年比日本多休息约33天。

听到德国的例子，可能会有人感叹“日本人果然工作太久了……”然而，我需要再次强调的是，日本的年均工作时间比OECD成员国平均值1752小时少了145小时。尽管有“休息时间少”这样的印象，但日本人其实意外地在好好休息。

此外，韩国人与日本人睡眠时间差不多短，但韩国年均工作时间为1901小时。按每天8小时计算，韩国比日本一年多工作36.8天。工作时间长且睡眠时间短，如此想来，韩国民众应该是非常疲惫的吧。

德国人比日本人休息得更多，睡眠时间也更长。但德国人非常轻松这种说法不一定准确，不过可以推测他们相对而言没有那么疲惫。接下来，让我们带着这些背景知识，继续深入探讨吧。

不同国家的人如何休息？

接下来谈谈其他国家的人是如何休息的。

图 1-4 显示的是当被问及“如果私人时间变多，最想做什么”时，日本人、德国人和韩国人的回答数据。

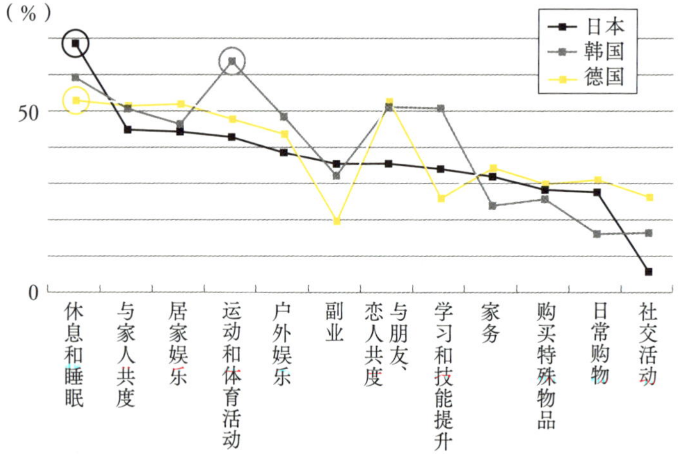

图 1-4 关于“如果私人时间变多，最想做什么”的调查结果

注：以明路调查网、翔泳社的数据（2019 年）为基础制作而成

日本人回答最多的就是“休息和睡眠”。能够具体列举出除此之外在私人时间里想做什么事情的人并不多。

此外，比日本人拥有更长睡眠时间和更短工作时间的德国人，第一选择依然是“休息和睡眠”。尽管德国人每年比日本人多休息约33天，但他们依然希望拥有更多的休息和睡眠。如何解读这一现象，是一个复杂的问题。

比起这些，我更希望大家关注的是韩国人的回答。面对“如果私人时间变多，最想做什么”这个问题，韩国人回答最多的是“运动和体育活动”，其他比较靠前的答案有“与朋友、恋人共度”“与家人共度”等。即便在全球范围内，韩国也属于睡眠时间短、工作时间长的国家，但如果有空闲时间，他们除了休息和睡眠，更愿意活动身体，与亲近的人在一起。我认为或许是因为韩国人将运动和体育活动，与家人、朋友、恋人共度时光这些事情视为一种休息。

此外，德国人的回答中“休息和睡眠”排名第一，但第二名是“与朋友、恋人共度”。显然，他们也认为和亲密的人在一起是一种休息。

在休息方面，日本是发展中国家

到目前为止，我们了解到日本人其实有较长的休息时间，但睡眠时间较短，并且倾向于将休息与睡眠画等号。即便如此，也依然有 80% 的日本人处于疲劳状态，由此引发了一个疑问：日本人尽管有较多的休息天数，难道并未真正得到充分的休息吗？或者说，日本人不擅长休息吗？

日本前首相安倍晋三曾经提出“一亿总活跃社会”的愿景，并实施了改善长时间劳动等工作方式改革，这些措施至今仍让人记忆犹新。然而，若从有 80% 国民处于疲劳状态这一调查结果来看，改革似乎并未取得成效。

大部分国民感到疲惫，工作方式改革也没有显著效果。因此，有些人提出“在休息方面，日本是发展中国家”这样的说法。

不过，我认为这个说法不太准确。

因为鲜为人知的是，从 20 世纪 60 年代起，厚生劳动省就将抗疲劳措施作为健康政策的一环实施了。1978 年，厚生劳动省向日本国民发布了“国民健康运动计划”。自此每隔十年发布一次规划，并按照不同主题设立目标值。2023年，第四次规划结束。

从第三次规划起，这一计划被称为“健康日本21”，这个名称可能更为人所熟知。而第五次规划于2024年4月开始，名为“健康日本21（第三次）”，预计实施12年。

第一次“国民健康运动计划”提出了“健康三要素”，即营养、运动、休息。政府号召国民在生活中重视这三个要素，并倡导全民进行健康管理。这其实就是如今所谓的“自我治疗”（即个人对自己的健康负责，轻微的身体不适由自己处理）的先驱。我之所以认为日本在休息方面并非发展中国家，正是因为早在那时日本就已强调了休息的重要性。只是，后续工作未能持续推进。

休息的重要性仍未被充分认识

在营养、运动、休息三者之中，第一次国民健康运动计划的重点放在了营养上。第二次计划则以运动为核心，又称“活力 80 岁健康计划”。由此，营养与运动的重要性逐渐深入人心。在学校教育中，从小学开始便有体育课程，体育大学也比比皆是；此外，运动生理学、运动营养学等与体育相关的学科也在积极开展研究。营养学同样得到了重视，小学的家庭科课程便开始教授基础营养知识，大学里也有专门学习营养学的课程。

可是，日本政府却从未发布过休息方面的特别政策。这不免给人一种休息的相关政策被抛诸脑后的感觉。

在第三次“国民健康运动计划”中，休息才被提及；到了第四次计划，终于明确了两个关于休息的目标（见图 1-5）。

第一个目标是降低因睡眠不足而得不到充分休息的人口比例。具体来说，2009 年有 18.4% 的人存在睡眠不足的

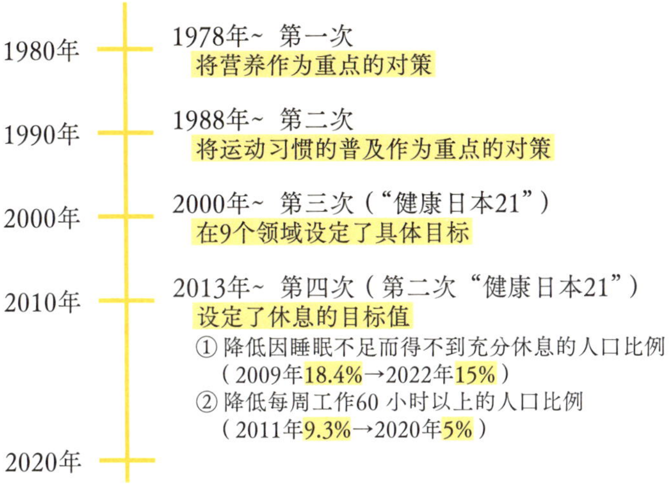

图1-5　日本国民健康运动计划的历史

问题，目标是到2022年将此比例降至15%。另一个目标是降低每周工作60小时以上的人口比例，即2011年此占比为9.3%，目标是到2020年降至5%。换句话说，设定了“减少工作时间、延长睡眠时间”的具体数值目标。

然而，这些对策是否足够？答案显然是否定的。距离“国民健康运动计划”的启动已近50年，但当下人们依然没有认识到休息的重要性。

疲劳的方式今非昔比

正如日、韩、德三国调查所揭示的那样，在日本，人们通常认为休息就是什么都不做，或是简单地将其等同于睡觉。

休息是件简单的事，谁都能做到，不需要特殊技能或知识——这样的想法根深蒂固，也是休息未能作为一门学问被确立，国家层面的对策也未能推进的原因之一。

然而，从昭和时代（1926 年 12 月 25 日—1989 年 1 月 7 日）到令和时代（2019 年 5 月 1 日至今），工作方式发生了巨大变化。昭和时代以体力劳动为主，令和时代则是脑力劳动的时代。

在过去，各种繁重的工作还未能如现在这般实现机械化，搬运重物、长途跋涉等体力劳动成为主要的疲劳因素。白天身体劳累不堪，晚上回到家时已筋疲力尽。但也正因如此，夜里才能安稳入睡，早上再次埋首于工作……这样的生活自然形成了规律。

然而，现在的工作以脑力劳动为主。工作结束后，人们往往仍处于兴奋和紧张状态，日常生活的节奏容易被打乱。这种节奏紊乱正是现代人疲劳的主要原因，关于这一点我将在第 2 章详细说明。

越来越多的工作只需要坐着就能完成，身体虽未过度劳累，人们却因大脑疲劳而乏力，最终导致肉体的疲惫迟迟无法消除。

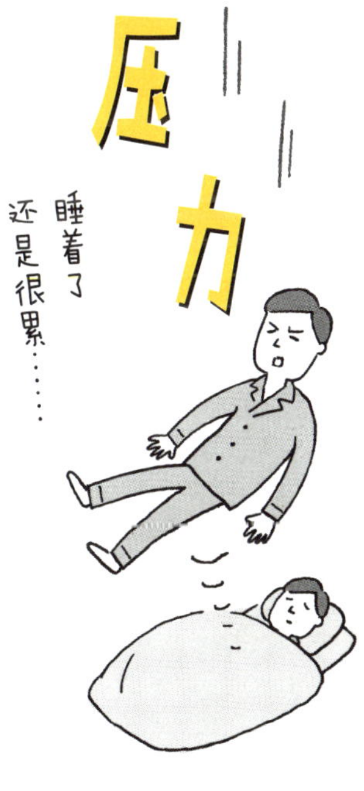

仅凭放松身体无法消除疲劳

我们的世界正不断地发生翻天覆地的变化。数字化进程让新机制加速度涌现，光是跟上这些变化就已经让人疲惫不堪了。

我出生于1965年，跟我差不多大的朋友应该深有体会。在过去，电脑是只有具备专业知识的人才能操作的工具，因为他们需要使用计算机语言。然而，自1995年“Windows 95”问世以来，无论是谁都可以自如地使用电脑，从此电脑迅速普及。如今工作中几乎每个人都拥有至少一台电脑，而这已经成为极为平常之事。

与此同时，手机也以惊人的速度迅速走进千家万户。只要手机和网络连接顺畅，无论身处何地，人们都可以进行工作。这在给生活带来便利的同时，也带来了与以往截然不同的疲惫。

在工作的主要联系方式还是电子邮件时，通常只需要在一两天内回复就可以了。但随着聊天工具的广泛使用，回复稍有延迟便会让人感到心理负担加重。

此外，自新冠疫情以来，线上会议的普及让日程变得越发紧凑。比如，因为需要在不同地点之间奔波，以前销售人员一天最多只能拜访三位客户；而转移到线上后，一天之内便可以拜访6~7位客户。

一天的拜访量从三次增加到六次，工作量直接翻倍。同时，以往乘坐电车拜访的路上可以听听音乐、与同事闲聊、喝喝茶，而这些时间也逐渐被剥夺了。在这种情况下，人会比以往更感疲惫，郁闷情绪也会不断堆积，不知不觉间被孤独感浸染。

在这样的时代，仅仅像过去那样放松身体或睡觉，是无法很好地消除疲劳的。

伴随着工作方式发生剧变，我们有必要主动去设计适应这种变化的休息方式，例如舒缓大脑疲劳、治愈孤独感，等等。

了解“适应—疲劳模型”

在思考休息方式时，有一个理论值得牢记。那就是在体育界广为人知的“适应—疲劳模型”（fitness fatigue model，又称FF模型）。表现为公式的话就是：“自身体力－疲劳＝个人可发挥表现”（见图1-6）。

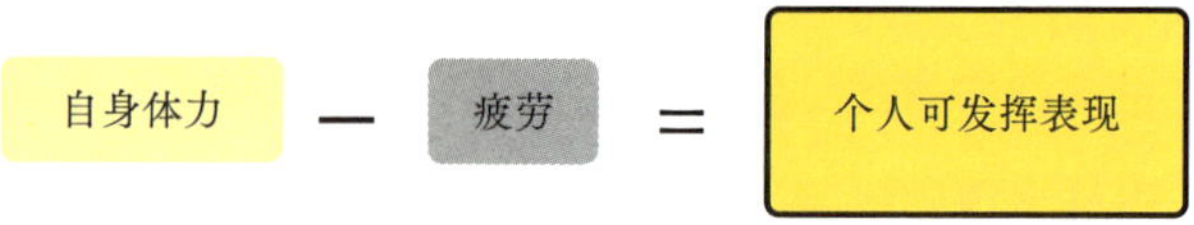

图1-6　适应—疲劳模型

例如，我们经过两到三天的休息后，早晨伴随着一句“啊～睡得真香”起床，这时的体力值为100。接着我们去公司工作，积攒了约20的疲劳感。根据适应—疲劳模型，当前可发挥表现为“100-20=80”。换言之，适应—疲劳模型的核心很简单，那就是疲劳会导致个人表现相应下降。

为了能在关键时刻发挥个人最佳表现，运动员会将适应—疲劳模型应用到训练中，决不轻视疲劳感。如果感到很累，当天便不会再勉强自己，而是转向拉伸、按摩等活动。

后文将会进行更详细的讨论，人类其实可以通过掩盖疲劳，暂时忘却身体的疲惫。正是因此，我们才总是误以为，只要早晨体力值是100，那么一整天都可以发挥出100%的表现。然而，现实中能够发挥出来的表现只会是自身体力减去疲劳后的结果。无论是运动员还是其他人，时刻意识到这一点都非常重要。

可怕的过度训练综合征

尽管运动员一直以来都深知休息的重要性，但有时候他们会陷入一种无法停止训练的状态。

运动员在完成高强度训练后，一定会根据适应—疲劳模型及将在第 3 章详细讲解的超量恢复理论进行适当的休息，以提升表现。关键在于“必须”进行“适当”的休息，正是通过休息，身体能力才得以提升。

如果在尚未从上次训练的疲劳中完全恢复的情况下继续训练，运动表现将从较低的起点重新开始（见图 1-7），这样的话，运动表现比训练前的水平还低。如果仍不休息，选择继续训练，运动表现的起点就会越来越低，就像在下楼梯一样不断下降。若这种情况循环往复，便会患上过度训练综合征，陷入表现不断下降的恶性循环之中。

顶尖运动员因为身处竞争激烈的环境中，时常被焦虑裹挟，担心一不训练就会被对手超越，或者是在低谷期挣扎，拼命寻求突破。即便他们明白适当休息的重要性，也

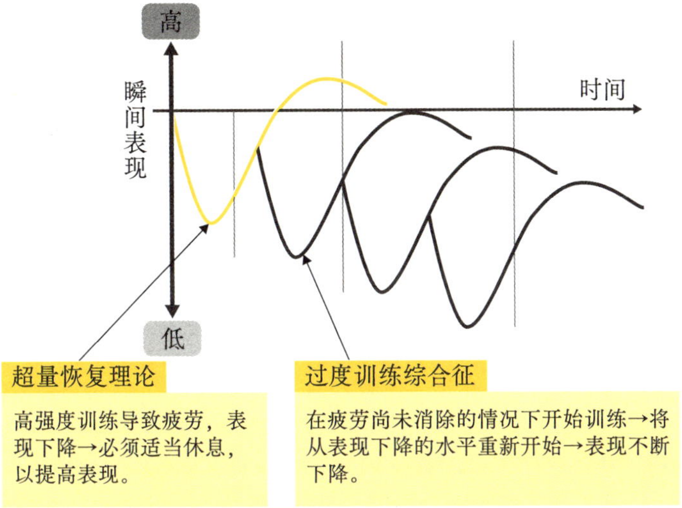

图 1-7　超量恢复理论与过度训练综合征

依然会对休息怀有抵触心理，无法摆脱过度训练综合征的困扰。

职场人士没有休息教练

对于时刻面对激烈竞争的运动员而言，训练能使他们暂时安下心来，并获得成就感，所以即使疲惫，他们依然会坚持训练。但实际上，从理性角度分析，如果不好好休息，强行训练，那么依旧无法提升个人表现。而在这个时候，从客观角度出发，建议运动员差不多该休息的人，就是教练。

作为跑者，需要考虑跑步的距离和时间，而教练则会提出“感觉你今天身体还没有完全恢复，还是把训练日程的难度下调一些吧”，或是根据实际情况建议“今天的训练到此为止”，避免运动员陷入过度训练综合征之中。每当运动员自己无法把控休息时机，教练需要帮助他们好好调整节奏。

仔细想想，我们职场人士其实也像运动员一样，都有各自要负担的责任，比如必须完成的工作和家务，或是育儿、看护，等等。

但职场人士并没有教练。

虽然家人或同事可能会建议稍微休息一下比较好，但没有人能从专业角度给予建议。因此，我们必须明白充分休息并恢复精力后再工作反而能提升表现，要自己掌控节奏，否则很快便会陷入过度训练综合征之中。

那么，如何才能好好休息，或者说更有效地休息呢?

为了做到这一点，我们首先需要了解疲劳的机制。在接下来的章节中，我将进一步说明人类为何会感到疲惫，以及疲劳对人体有哪些影响。

(专栏)

疲劳检查清单

请在符合情况的项目前打钩。

□ 无论怎么睡都感到困倦

□ 明明身体疲惫不堪，但一到准备入睡时就睡不着

□ 早晨起床的瞬间就已经感到疲惫

□ 休息日会尽情地睡懒觉，一整天在懒散中度过

□ 在很难申请带薪休假的公司工作

□ 加班是家常便饭

□ 因人际关系而烦恼

□ 从事育儿或看护等没有固定休息日的工作

□ 近来常因琐事而烦躁不已

□ 视疲劳或肩酸

□不泡澡，更偏爱淋浴

□ 晚上频繁应酬，但第二天早上 9 点依然要准时打卡

□ 不喝功能饮料或咖啡就没有干劲

□ 性欲低下

□ 最近感到精力和体力明显下降

☑ 0~2 项——目前来看精神状态相对不错。如果发现身体不适的迹象，请立即重新阅读本书并采取措施。

☑ 3~5 项——感觉有些疲劳。首先还是要好好休息。休息绝不是一种罪恶。

☑ 6~10 项——相当疲惫。请好好休息，并采取书中所述对策。

☑ 11~15 项——进入危险区。无论多忙，请认真考虑休息问题。

科学でわかった！
疲労の正体

②

第 2 章

科学解读疲劳的真相

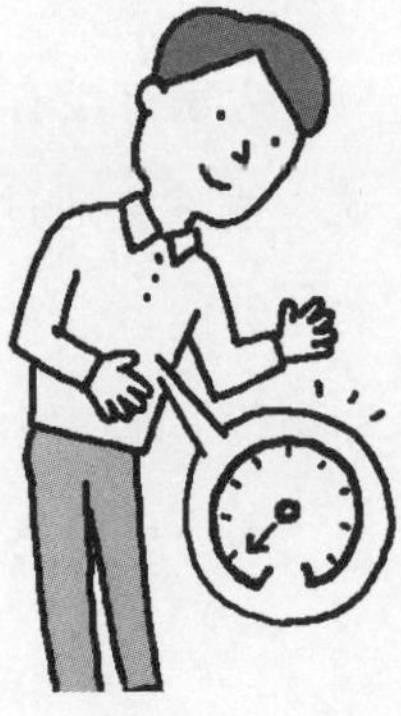

什么是疲劳？

归根结底，疲劳究竟是什么呢？

我所在的日本疲劳学会将疲劳定义为："因过度的身体及精神活动，或因疾病而产生特殊的不适感和休息的想法，并伴随身体活动能力下降的一种状态。"

听起来可能有些复杂，但稍一思考就会发现，这些都是极为理所当然的事实。当我们进行身体或精神活动时，活动能力便会随之下降。例如，在跑完100米后，马上以同样的速度跑同等的距离是绝无可能的。精神活动也会导致疲劳。即使静止不动，如果大脑高速运转，身体也会感到疲惫。

大家有没有尝试过"内田-克雷佩林心理测验"呢？这一测试会通过持续30分钟的一位数加法来衡量受试者的计算能力、专注力和注意力，通常用于企业的人才招聘和岗位分配，在心理学实验中往往用于施加精神负荷。

因为只有笔试，所以在身体层面只是移动铅笔这样轻微的身体活动，但测试结束后，受试者往往会感到筋疲力尽。有时人们在紧张的面试之后，也会感觉到身体一直紧绷。由此可见，精神活动与身体疲劳是密切相关的。

总的来说，活动身体或用脑后，原本的活动能力呈下降趋势，这就是疲劳的本质。

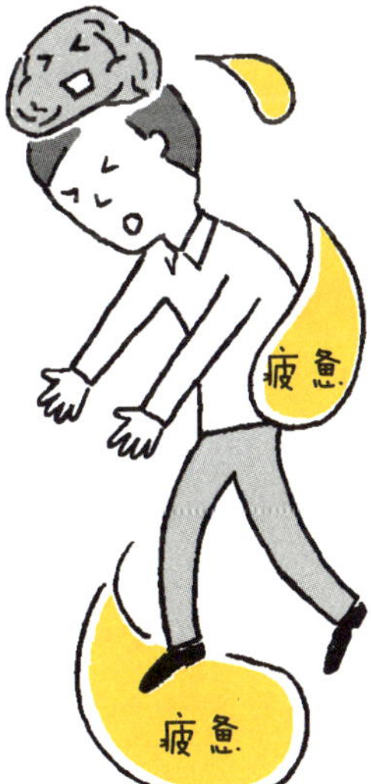

疲劳是疾病的预警信号

那么，我们为什么会感到疲劳呢?

我们通过吸入氧气来维持生命，但吸入的氧气也会产生一些不良副产物，那就是氧自由基之类的活性氧。

活性氧会损伤细胞。而修复受损细胞，则需要修复能量，这种修复能量就是ATP（腺苷三磷酸）。ATP是在细胞的线粒体中产生的，像燃料一样为我们的身体提供动力，如果ATP充足，就能迅速修复受损细胞，使其恢复到原来的状态。然而，当体内的ATP使用殆尽、面临枯竭时，就无法修复受损细胞。这样一来，身体内部就会出现各种不良反应，其中之一就是疲劳。

对疲劳放任不管，可能会导致严重的疾病。摒弃“不过是疲劳而已”这样的想法。疲劳是疾病的一个重要预警信号（见图2-1）。

人体主要由神经系统、内分泌系统和免疫系统这三大调节系统组成。三者相互联系，保持平衡，维持身体运

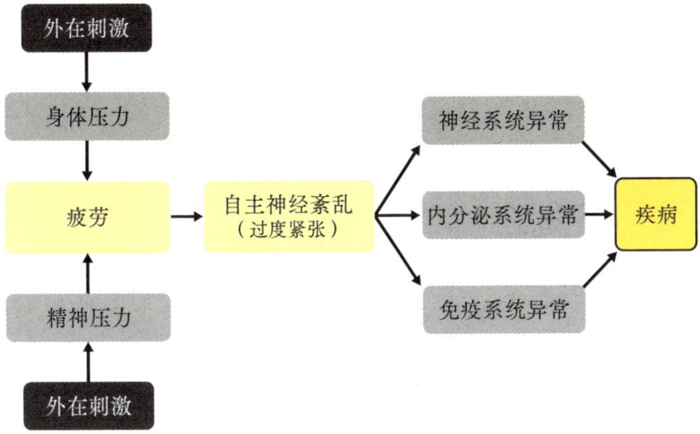

图 2-1　疲劳导致疾病的过程

转。即便自主神经失去平衡，其他两个系统也可以暂时代偿以便争取时间，如果能好好休息，自主神经就能恢复如常。

这种保持身体状态的机制被称为“稳态”(homostasis)。因此，在疲劳的早期阶段，只要好好休息，就不会产生任何问题。但如果一直不休息，就会导致身体状态难以恢复。

对疲劳放任不管会导致慢性疲劳

疲劳分为急性疲劳、亚急性疲劳和慢性疲劳三种状态。

急性疲劳是指经过一天或几天的休息后可以恢复的疲劳状态；亚急性疲劳则是仅靠睡眠无法恢复，疲劳感持续一周到数月的疲劳状态。当疲劳感持续超过 6 个月时，则被称为慢性疲劳。慢性疲劳的状态可能会进一步发展为慢性疲劳综合征（CFS）。

有些人可能会问："慢性疲劳和慢性疲劳综合征不是一回事吗？"实际上，它们是截然不同的概念。慢性疲劳是指疲劳的状态，通常能找到明确原因，比如"持续进行剧烈运动"或"这段时间工作很忙"。

而慢性疲劳综合征是一种疾病，主要表现为脑脊髓炎等中枢神经系统炎性反应，伴随头痛、发热，且疲劳感持续 6 个月以上。需要注意的是，近来常将慢性疲劳综合征称为"肌痛性脑脊髓炎"或者"慢性疲劳免疫功能紊乱综合征"。

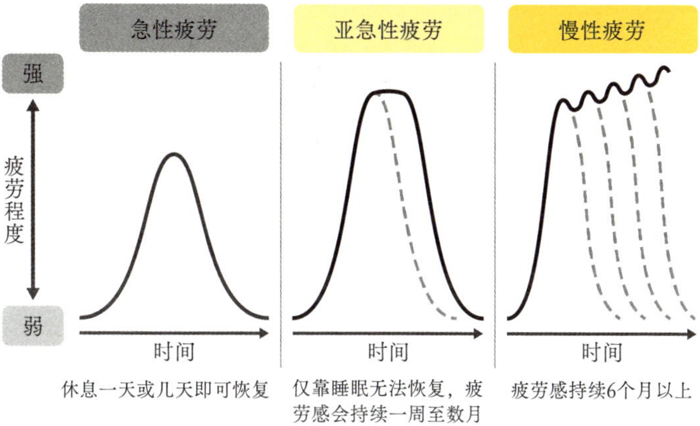

图 2-2　疲劳的三个阶段

不只是慢性疲劳综合征，后面我将会继续讲述疲劳所带来的各种身体不适的症状。

恢复能量的方法

那么负责修复细胞的ATP的原材料是什么呢？答案是食物。ATP是由脂质、蛋白质和糖类（碳水化合物）这三大营养成分生成的。

这些营养成分通过三羧酸循环，再经由电子传递链生成ATP（见图2-3）。最终，脂质、蛋白质和糖类转化为乙酰辅酶A，转换过程如下：

· 脂质→脂肪酸→乙酰辅酶A
· 蛋白质→氨基酸→乙酰辅酶A
· 糖类→葡萄糖→丙酮酸→乙酰辅酶A

但在这个过程中，合成乙酰辅酶A需要B族维生素等多种营养元素的参与，这些物质被称为“辅酶”。虽然脂质、蛋白质和糖类是ATP的原材料，但没有维生素和矿物质也无法生成乙酰辅酶A。因此，脂质、蛋白质、糖类与

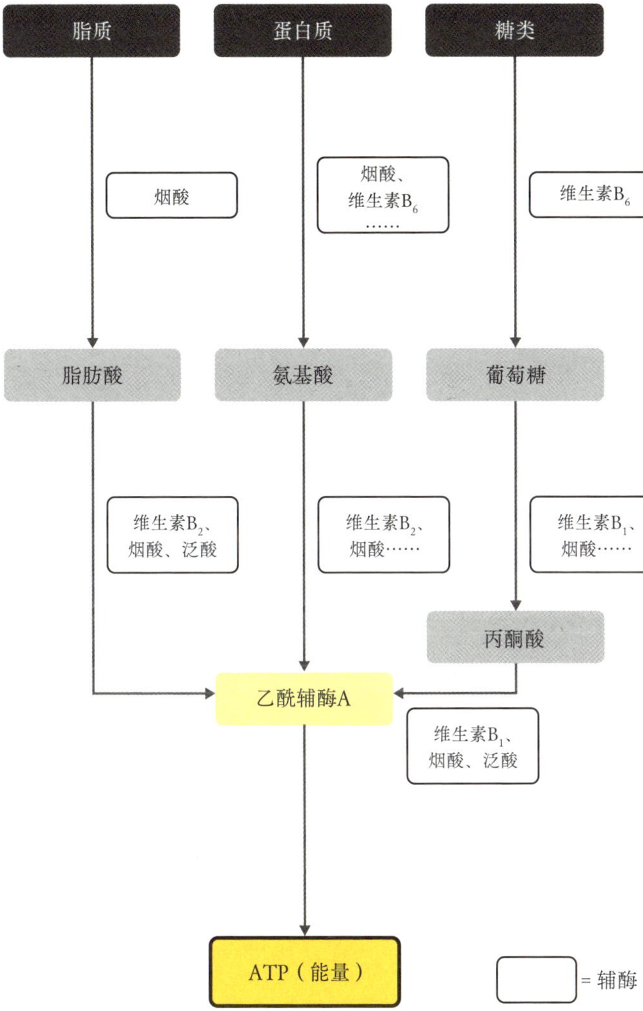
脂质
蛋白质
糖类
烟酸
烟酸、
维生素B_6
……
维生素B_6
脂肪酸
氨基酸
葡萄糖
维生素B_2、
烟酸、泛酸
维生素B_2、
烟酸……
维生素B_1、
烟酸……
丙酮酸
乙酰辅酶A
维生素B_1、
烟酸、泛酸
ATP（能量）
= 辅酶

图2-3　ATP生成过程

维生素、矿物质被称为五大营养元素。

在已经进入“饱食时代”很久的现代社会，食物的质量暂且不谈，数量一般来说是足够的。尽管人们的蛋白质摄入量可能略少，但面包和米饭等碳水化合物的摄入可以说是十分充足的。即便如此，维生素和矿物质的摄入也还是容易处于短缺状态。

值得一提的是，在三大营养成分中最重要的就是蛋白质，因为它是脑内神经递质的主要成分。提起神经递质，最有名的就是去甲肾上腺素、多巴胺等兴奋性物质。除此之外，还有抑制性物质γ-氨基丁酸和调节性物质血清素。γ-氨基丁酸对于休息尤为重要，而血清素则有助于防止过度兴奋。因此，摄入足够的蛋白质对于缓解疲劳非常关键。

这些神经递质都是以蛋白质为材料形成的。我们日常饮食中摄入的蛋白质在体内发生变化，生成γ-氨基丁酸及血清素等对休息非常有帮助的神经递质。因此，为了有效缓解疲劳，平时就要注意摄入鱼、红肉等蛋白质。

但是，还需要再强调一遍，如果没有辅酶，就无法产生乙酰辅酶A。如果无法产生 ATP，细胞就无法修复，疲劳也就无法消除。要消除疲劳，就必须在摄入蛋白质的同时摄入维生素和矿物质。一言以蔽之，要想缓解疲劳，最重要的就是要保证饮食的营养均衡。

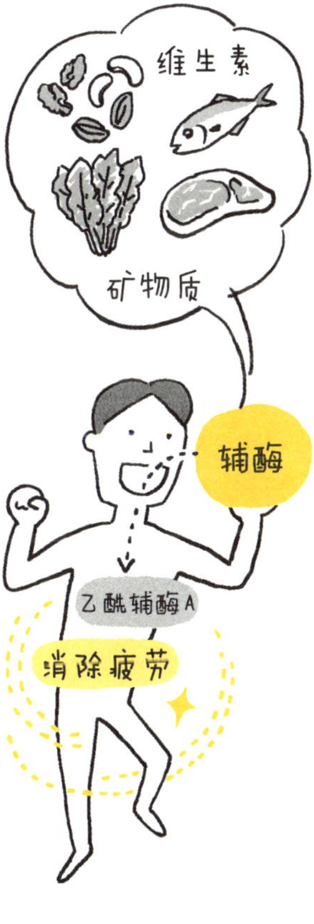

疲劳感是身体发出的警告

首先，疲劳和疲劳感是不同的。疲劳感是对疲劳存在的自觉感受。当疲劳感产生时，会有倦怠和不想动的感觉，什么都不想干。那么，为什么身体会产生疲劳感呢?

所谓的疲劳感，其实就是一种警告你“你已经累了，继续活动的话会有危险，请立即休息”的信号。如果身体不发出警报，我们就可能会毫无限制地驱使身心，最终导致生病，甚至可能面临死亡的风险。

动物在产生疲劳感时，会本能地停止活动。我的爱犬“芝士”是一只迷你腊肠犬，在散步时若感到疲惫，它就会摆出一副“我不想再走了”的样子。即使拉着它的牵引绳，它也一点都不愿意挪动脚步。

为什么它不愿意继续走呢？这是因为它本能地意识到现在需要休息了。如果野生动物在疲惫的情况下仍然快速奔跑、寻找食物的话，在遭遇天敌袭击时就将无法逃脱，因此它们本能地理解疲劳可能关乎生死这一道理。疲劳和疲劳感在这方面也可以说是一致的。

然而，人类往往难以坦然接受这种疲劳信号。

身体发出的警报不仅有疲劳，还有疼痛和发热。疼痛、发热和疲劳被称为三大生理性警报。

来诊所或者医院就诊的患者首要诉说的症状，通常被称为“主诉”。而主诉最多的症状就是疼痛。很多人本能地理解疼痛和发热是警报，当这两种警报发出时，他们相对容易直接回应。

“我发炎了，患处需要冷敷，不能继续跑步了。”

“我发烧了，今天好好睡一觉吧。”

“我肚子痛，要去看医生。”

疼痛和发热带来的不适是令人难以忍受的，因此人们不得不采取措施来缓解。

疲劳感可以被掩盖

然而，与疼痛和发热不同，很多人常常忽视或轻视疲劳。尽管疲劳也是身体发出的重要警报，但许多人仍然强迫自己继续坚持下去。疲劳是疾病的信号，这一点经常被许多人忽略。

当身体某处疼痛或明显感觉发热时，几乎没有人会犹豫要不要请假。早上联系公司说“头很痛，请允许我请假”“胃部抽痛，所以今天想请一天假”“我发高烧了，39℃”，对方可能会关切地回复“好好休息”“要是一直觉得很痛的话，一定要去医院看看”。然而，“今天感觉很累，我想请假”这样的话，通常会被一笑置之。

如果“疲劳感是身体发出的预警信号”成为常识，那么大家都会说：“如果觉得累的话，今天就休息一天吧。”

我们总是忽视疲劳感的另一个主要原因在于，疲劳感是可以暂时掩盖的。顾名思义，就是指用其他事物掩饰。出于使命感、工作满足感、对奖励的期待等原因，或是因为“不好好努力，就会给大家带来麻烦”的责任感，人们会暂时掩盖疲劳感。

即便已经疲惫不堪，但如果有人说“要是这次比赛能拿到一等奖，想要什么我都送给你”，或许人们会在奖品的激励下暂时忘记疲劳。

这种暂时忘却疲劳感的能力，是大脑发达的人类所独有的杰出能力。在必须努力的时刻，这种能力能帮助我们渡过难关。

然而，长期不断地掩盖疲劳感就会出现问题。如果不承认自己的疲劳，没有得到足够的休息就继续活动，那么即便下次短暂进行休息，也无法消除疲劳。这就是疲劳积累的开始。一旦开始这样，人们就将花费比预期中长得多的时间消除疲劳，甚至可能真的患上疾病。

功能饮料和咖啡为什么能缓解疲劳感？

除了责任感和成就感等心理因素，咖啡和功能饮料中所含的咖啡因也能掩盖疲劳感。

前文提到，ATP是修复受损细胞所需的能量。更专业地说，ATP是DNA（脱氧核糖核酸）和RNA（核糖核酸）等核酸的组成部分之一，是一种核苷酸。人体摄取食物，将其转化为ATP这种能量物质，从而开展活动。可以说，ATP是推动人体运作的“汽油”。当我们活动时，ATP被不断消耗并分解为腺苷，这个过程就像燃烧一样。我们体内有一种与腺苷相对应的受体，腺苷燃烧后的产物会嵌入这个受体。而腺苷的燃烧残留物进入受体后，会抑制觉醒物质组胺的释放，因此让人产生困倦的感觉。

然而，咖啡因的化学结构与腺苷的燃烧残留物极为相似，能够完美嵌入这个受体。在腺苷的燃烧残留物进入之前，咖啡因就已经占据了受体的位置。因此，即使受体被占据，咖啡因也不会抑制组胺的释放，这意味着组胺仍然会被释放，困倦的信号就不会发出。

如此一来，尽管身体已然疲惫，我们却无法感知疲劳和困倦。这就是咖啡因抑制疲劳感的机制。因此，饮用咖啡可以提神。

可能也有人会在疲倦时选择饮用能量饮料。能量饮料或功能饮料等通常会宣传“某成分含量为×毫克”等，但主要成分实际上就是糖分和咖啡因。因此，这类饮料与咖啡具有相同的机制，可以让人暂时忘记疲劳。

持续掩盖疲劳的后果就是“慢性疲劳综合征”

在真正忙碌的时候，我们需要依赖咖啡或功能饮料来应对。然而，切忌过度依赖这些饮品。

疲劳的表现具有非常大的个体差异，这类饮品能在多大程度上暂时缓解疲劳也与个人的年龄和身体状况密切相关。

“既然那个人可以坚持下来，我也一样可以”这样的想法并不总是成立的。持续掩盖疲劳感对身体来说也是一种相当大的负担。

每个人生来体质就各不相同，睡眠需求也不一样。有的人可能只需要 3 小时就能休息好，而有的人必须睡满 10 小时。即便年龄和性别相同，体质仍然是因人而异的。

人类无法永远保持火力全开的状态，如果掩盖疲劳成为常态，身体的某些地方可能会悄然受损，最终导致患上慢性疲劳综合征。

慢性疲劳综合征分为 12 个阶段，最开始是为了证明自身存在的价值而拼命努力，接着就会经历“努力”及“退缩”等阶段。到了第11个阶段，可能会罹患抑郁症，最终患上慢性疲劳综合征。

此时，人将会陷入无法进行任何活动的状态，需要花费很长时间去治疗。

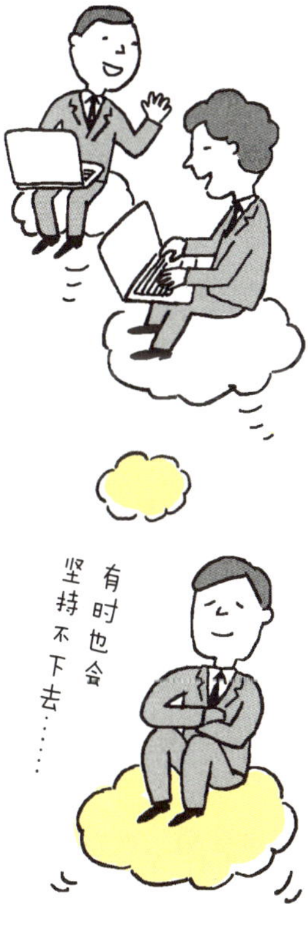

疲劳的根源是压力

接下来，让我们来看看疲劳给我们的身体带来了怎样的变化。要理解这一点，首先需要讨论的是疲劳的诱因，也就是被人们称为疲劳根源的压力。我们常常提到压力这个词，那么压力究竟是什么呢?

“因为无法在会议上表达自己的想法而感受到压力。”

“拥挤的电车让人压力倍增。”

诸如此类。很多时候，我们会将其理解成“令人厌烦但必须忍耐”的一种心理负担。

然而，从休息学的角度来看，压力的定义更加广泛，任何可能导致身体或精神疲劳的外部刺激都可以视为压力。

例如炎热或寒冷，如此简单之事有时也会带来很大压力。结婚或升职等虽然通常被认为是令人高兴的事情，但也会因为带来巨大的生活变化而令人倍感压力。

造成压力的因素被称为“压力源”。压力源大致可以分为以下五种：

· 物理压力源
· 化学压力源
· 心理压力源
· 生物压力源
· 社会压力源

其中心理压力源和社会压力源有时也会被合并为一类。

压力源无处不在

五种压力源的具体内容如下图所示。

物理压力源	炎热、寒冷、噪声、拥挤、振动
化学压力源	污染、药物、化学物质
心理压力源	焦虑、紧张、愤怒、悲观
生物压力源	细菌、感染、寄生虫
社会压力源	家庭关系、朋友关系等人际关系

图 2-4 五种压力源

前文提到，身体活动或脑力活动导致能力下降的状态即为疲劳。那么这些压力源是如何导致活动能力下降的呢？例如，当你跑 100 米时，身体会产生热量，因此出现物理压力源中的“炎热”压力，进而导致疲劳。此外，运动还会在体内产生活性氧，这也是化学压力源之一。

数学考试或面试等活动，本身就会带来心理压力源中的“焦虑”和“紧张”，而且当大脑高速运转时，体内会产生热量及废物，也就带来了化学压力源。由此可见，导致我们疲劳的压力源远比想象中广泛。在现代社会，我们几乎每天都是在各种压力源的包围下生活的。

引发疲劳的五种压力源

接下来，我将逐一对这五种压力源进行说明。

物理压力源

物理压力源包括炎热、寒冷、噪声、拥挤的人群、刺眼的阳光等，会给身体带来物理压力。

我们通常不会意识到炎热、寒冷、噪声等会是疲劳的压力源。然而在酷热的夏天，当你从外面回到家的一瞬间，是不是会觉得“啊，真是太累了”呢?

出汗后引发的体温调节是由自主神经系统负责的。我们的身体在感到寒冷时会收缩毛孔以减少出汗，而在炎热时则会通过扩张毛孔出汗散发体内的热量。这是自主神经系统自动调节的过程，和我们的意志无关。但这一过程需要消耗能量，身体自然会感到疲劳。

气压、湿度、冷热等的变化都会引发疲劳感。特别是在现代社会，夏天我们常常在炎热的户外和空调房之间频繁切换，自主神经的负担加重，疲劳感也随之加剧。如果外界温度始终保持在28~30℃，人们就可以光着身子生活。在这样不冷不热的环境中生活的话，气温带来的压力也就几乎为零了。但遗憾的是，这是无法实现的。对人类而言，最舒适的状态是衣物与皮肤之间的“衣物内气候”保持在约32℃，湿度在50%左右。这样的状态能使我们更容易将体温维持在正常范围。

化学压力源

化学压力源包括污染、药物和化学物质所带来的压力，比如酒精或药物的副作用，以及香烟中的尼古丁等。缺氧或吸入过量氧气也是压力的来源之一。

心理压力源

心理压力源是指给自己带来不安、紧张、失望和悲伤等情绪的事件。虽然都希望避开这些事，但恐怕没有人能够完全不经历这些。

正如之前提到的，结婚、升职、升学等一般被视为具有积极意义的事件，对于个人来说也可能成为压力源之一。此外，工作和学习中的目标与任务也是一种心理压力源。自尊受损同属此类。

生物压力源

生物压力源是指各种病毒和细菌。引发花粉症的杉树花粉等也属于此类。

社会压力源

我们所感受到的压力中，最多的可能就是这一类。包括家庭关系、朋友关系等人际关系，以及与金钱相关的经济问题等带来的压力。

压力源如此之多，完全消除几乎是不可能的。

实际上，压力并不总是负面的。适度的压力可以成为生活的动力，若没有压力，人们的抗压能力也就得不到锻炼了。

所以问题的关键在于压力过度。

可以将我们的内心想象成一个橡胶球。用手指用力按压球时，球会凹下去，这时施加在球上的力量就是压力源。球承受到压力后就会变形，但球内部也有反作用力，会试图将外部施加的力量抵消。我们称这种内在的反作用力为抗压性。

我们的身心都有一定程度的抗压性。并且抗压性是可以通过锻炼来提高的。如果反作用力增强，轻微的压力就能被快速抵消，球也能恢复到原来的形状。

然而，当身体状况不佳时，就像球内的气压降低了一样，可能会被外部的力量压倒。或者，当一个人遭遇前所未有的巨大压力时，自身的抗压性可能会无法与之抗衡。

压力导致免疫系统紊乱

承受强烈的压力时，我们的身体会发生各种各样的变化。

首先，压力会被大脑中的下丘脑部分感知到。随后，这一反应分为两个路径，分别是经由垂体的内分泌系统和经由脊髓的自主神经系统（见图 2-5）。这两个路径都会直接影响肾上腺。肾上腺是位于肾脏上方的小型器官，像肉包子一样具有双重结构，外部被称为“肾上腺皮质”，内部被称为“肾上腺髓质”。

内分泌系统首先影响的就是垂体。垂体是全身激素的控制中心，调节身体的各种功能。在垂体的指示下，各种激素开始发挥作用。我们可以简单地将激素理解为调节体内变化，让身体维持一定状态的联络员。这些联络员通过血液到达目的地，是维持生命机能的重要物质。

在内分泌系统中，当一个人承受压力时，肾上腺皮质会分泌一种叫作皮质醇的激素。皮质醇具有抗炎作用，这

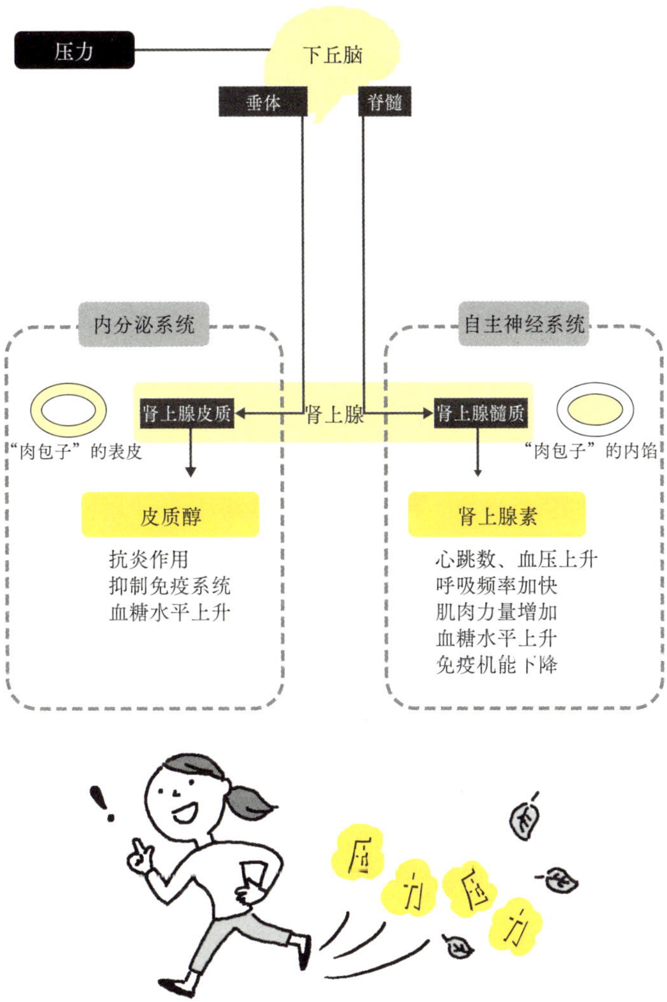
压力
下丘脑
垂体
脊髓
内分泌系统
自主神经系统
肾上腺皮质
肾上腺
肾上腺髓质
“肉包子”的表皮
“肉包子”的内馅
皮质醇
抗炎作用
抑制免疫系统
血糖水平上升
肾上腺素
心跳数、血压上升
呼吸频率加快
肌肉力量增加
血糖水平上升
免疫机能下降
压力
压力

图 2-5　压力反应路径

意味着它可以抑制炎症的发生。虽然听起来会让人觉得“这对身体挺好的”，但事实并不一定如此。

炎症实际上是为了排除侵入体内的细菌和病毒而发生的。为了消灭有害的细菌和病毒，体内会产生热量和出现肿胀等炎症反应，激活免疫功能。换句话说，炎症是身体免疫系统的一种防御反应，但对身体而言，它就像是一场火灾。

例如，当皮肤出现问题时，名为细胞因子的物质会导致发热、瘙痒和疼痛。细胞因子就是发出“喂！这里有引发炎症的罪魁祸首！”这一信号的联络员。

接下来，免疫物质就会像消防员一样飞奔而来，试图灭火。免疫系统具备引发炎症作为防御措施，以及抑制炎症的双重机能。

然而，皮质醇的抗炎作用会抑制细胞因子的活动。虽然发热、瘙痒和疼痛会暂时减轻，但与此同时，也会停止发出火灾警报信号，导致免疫系统失去反应能力，最终炎症的根源被置之不理。

更糟的是，当皮质醇水平升高时，脱氢表雄酮（DHEA）这种制造睾酮和雌激素等物质的激素也会减少，而这些物质正是维持年轻和活力的重要成分。简而言之，承受压力会使人萎靡不振，而引发压力、使人疲劳的导火索之一，就是这种机制。

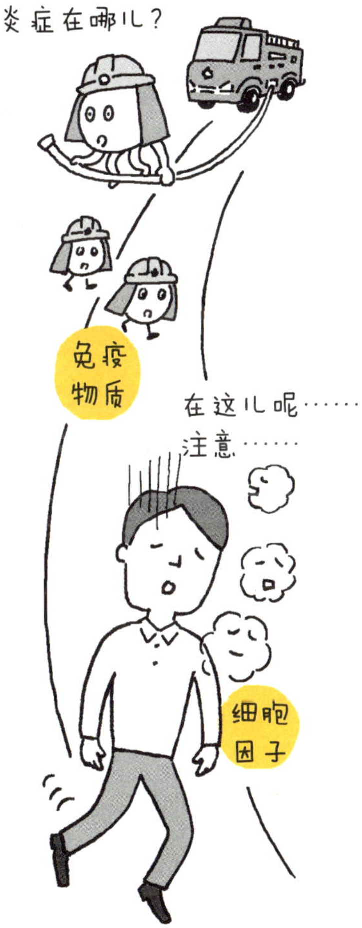

疲劳会引发内分泌系统疾病

那么，当疲劳日积月累并发展为慢性疲劳时，内分泌系统会发生什么变化呢?

负责代谢的器官主要包括肝脏、肌肉、大脑、肾脏、胰腺等。当疲劳不断积累致使内分泌系统疲惫不堪时，可能会出现激素分泌异常的情况，从而导致内分泌系统代谢加快。

内分泌系统相关的疾病，如糖尿病、高脂血症（血脂异常症）、高尿酸血症（痛风）等，都是由激素分泌失常引起的。虽然疲劳不会立即导致这些疾病，但为了让大家更好地理解内分泌系统相关疾病发生的机制，我在这里进行简单的说明。

例如，中年女性在体检时常被告知“胆固醇偏高”。而胆固醇偏高是因为脂质代谢不畅，这是提醒注意高脂血症（血脂异常症）的信号。

随着年龄增长，雌激素水平下降，血液中的高密度脂蛋白（HDL，有益胆固醇）减少。高密度脂蛋白有助于将低密度脂蛋白（LDL，有害胆固醇）和中性脂肪从血管中排出。如果这一功能衰弱，低密度脂蛋白就会增加。这种变化是由激素失衡引起的，因此也可以视为内分泌系统异常的表现之一。

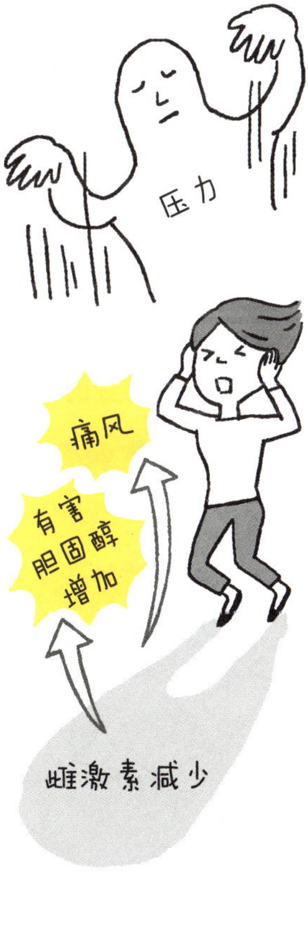

压力也会导致血糖水平升高

提到代谢性疾病，许多人可能都会联想到糖尿病。

糖尿病分为 1 型和 2 型。1 型糖尿病是由于胰腺无法分泌降低血糖水平的胰岛素，这类患者只能通过注射胰岛素来控制血糖。而 2 型糖尿病则是因为饮食过量或肥胖等出现胰岛素不足，进而导致血液中糖分过多，无法有效分解，这类糖尿病是一种生活习惯病。

此外，压力也会导致血液中的糖分增加，从而使血糖水平升高。原因是胰岛素的抵抗性下降，降低血糖的能力随之减弱。实际上，糖分本身对身体而言也是一种压力。糖分固然是生存必需之物，但在这个暴饮暴食的时代，我们经常会摄入过量的糖分，导致血糖水平持续偏高。这种情况下，体内的蛋白质与糖分相结合，就会对身体产生不好的影响。

比如烤薄饼时，饼会变成黄褐色。这种变化被称为美拉德反应，是饼中的糖分与蛋白质在加热过程中互相结合的现象。糖分与蛋白质结合的过程被称为“糖化”，而这种过程在我们体内也会发生。

糖化的蛋白质在体温的加热下会变成晚期糖基化终末产物（AGEs），这是一种让细胞老化且丧失再生能力的蛋白质，可能会导致皮肤变黑、动脉硬化等问题。

正因如此，我建议减少糖分的摄入，尤其是在进食时，先食用蔬菜等GI值（血糖生成指数）低的食物，以避免血糖水平过高。最近市面上也有许多标榜“低GI”的零食和面包，可以选择适量食用。

自主神经紊乱是最早显现的疲劳信号

到目前为止，我们探讨了压力对内分泌系统的影响，但对自主神经系统的影响又如何呢?

自主神经是负责血液和器官运转的神经，顾名思义，无法人为控制。自主神经分为交感神经和副交感神经两种。关于两者的具体差异，后文将会详细介绍。在这里我们只需简单地理解为，交感神经在紧张、兴奋时占主导地位，副交感神经在放松时占主导地位。

有压力时，肾上腺也会受到影响，这一点与内分泌系统相同。

前文提到，肾上腺像肉包子一样具有双层结构，肾上腺髓质相当于肉包子的内馅，会分泌肾上腺素。而当身体分泌肾上腺素后，自主神经系统中负责兴奋和紧张的交感神经就会活跃起来，导致心跳加速、血压升高。

这种过度紧张的状态如果持续太久，身体就会出现各种不适。疲劳相关的专科医生首先要关注的就是自主神经紊乱，因为这正是疲劳的信号最早显现的地方。

视疲劳和肩酸就是症状之一。当交感神经占主导地位时，人会出现视疲劳和肩酸等症状，因为肌肉处于紧张状态。血管被肌肉包裹，如果肌肉处于紧张状态，血管就会被挤压，导致血流不畅，从而引发视疲劳和肩酸等情况。

此外，自主神经紊乱还有可能导致不安、焦虑、失眠、注意力无法集中、头痛、乏力、易怒、疲倦和食欲不振等症状。这些症状往往表现为“检查结果没有异常，但本人颇感不适”，也被称为“不定陈诉综合征[1]”，同样可以看作疲劳的信号。

[1] 不定陈诉综合征是指具有全身倦怠、头痛、心悸、不眠、胃肠功能障碍等不固定的躯体症状主诉，而没有与此吻合的器质性病变。——译者注

了解自主神经是消除疲劳的捷径

在接下来要讲述的消除疲劳这一主题中，自主神经至关重要，因此我想再稍微详细地讲解一下。首先从昼夜节律（生物钟）说起。

人类的身体是按照地球绕太阳公转这一天体节律，以24小时为周期进行活动的。也就是说，白天是活动时间，晚上是睡眠时间。这就是所谓的昼夜节律。人类社会也与之相适应，大部分人都是在白天活动，晚上休息（需要上夜班的职业和营业至深夜的店除外）。

为什么人类早上会醒，晚上会困呢？这是因为人体内有一种被称为生物钟或体内时钟的机制。然而，这一生物钟的周期并不是24小时，而是出于某些原因按25小时的周期运行的。因此，实验中待在没有阳光的黑暗房间里的受试者会发现，每天早上自然醒的时间逐渐推迟了。

不过，在正常生活中一般不会出现这种情况。这是因为每天早上接触到阳光后，生物钟会被重置到24小时的周期。太阳光非常强烈，即使是阴天或雨天同样也能起到重置生物钟的作用。这一重置“按钮”，就是自主神经。

所谓的自主神经，就是在24小时的周期中，自动将我们的身体调节至最适宜那一时间段的状态的神经。

早上醒来时，交感神经占主导地位。交感神经是控制兴奋和紧张的神经，这时会出现血压上升、心跳加速、肌肉紧张、瞳孔扩大，以及出汗等症状。因为交感神经占主导地位时，往往是我们面临袭击、进入战斗状态的时候，所以为了在发生紧急事态时能够立即战斗或逃跑，我们的血压会上升，心跳也随之加快。

另外，此时肠道蠕动等消化道活动都会被抑制。因为交感神经占主导地位时，人体处于随时应对突发事件的准备状态，而不是消化食物的状态。

交感神经的活跃度在中午达到最高峰，随后逐渐下降。到了傍晚，就轮到负责放松的副交感神经开始占据主导地位。副交感神经占主导时，心脏不再需要剧烈跳动，心跳逐渐变缓。肌肉也处于松弛状态，血管松弛，血压也随之下降。

到了晚上，白天活动优先级不高的肠道蠕动会开始进行，因此第二天早上人会有排便的欲望。相反，如果晚上肠道没有进行足够的蠕动，第二天早上就不会有排便的欲望。之所以在旅行中容易便秘，往往是因为身体在睡眠过程中仍然处于紧张状态，副交感神经不太活跃，进而导致肠道蠕动缓慢。

到了第二天早上，副交感神经活跃程度再次降低，交感神经开始占据主导。就这样，交感神经和副交感神经在完全相反的定位上运作，大约每 12 小时交替一次。

从这些情况来看，要想好好休息，就需要让副交感神经在晚上占主导。尽管如此，如果因为工作或其他忧心之事而感到焦虑不安，即便到了睡觉时间也依然由交感神经占主导，过度紧张的状态就会持续下去，让人难以放松。这就意味着，自主神经紊乱的状态若不断持续，就会带来前文所述的肩酸和视疲劳等症状。当疲劳进一步积累时，还会出现失眠和便秘等症状。

自主神经的总能量

自主神经恰如其名，能在我们没意识到的情况下自主运作。但随着年龄增长，人的体力日益下降，自主神经的活动能力也会随之减弱。

自主神经的总能量是交感神经的最高活动水平和副交感神经的最低活动水平的幅度之和。我们可以通过测量心率变异性（HRV）来观测总能量的具体数值。

自主神经的总能量峰值是在什么时候呢？答案是在15~20 岁。到 40 岁时自主神经总能量就会减半，60 岁时则只剩四分之一。可以想象，如图 2-6 所示交感神经与副交感神经交叉曲线逐渐平缓，上下波动幅度变小。

保持曲线的峰值（谷值）尽可能地高（低）是消除疲劳的关键。

不过，年龄增长导致自主神经活动能力下降的情况是因人而异的。关键在于，交感神经与副交感神经之间要保持平衡，避免任何一方占据主导的时间过长。

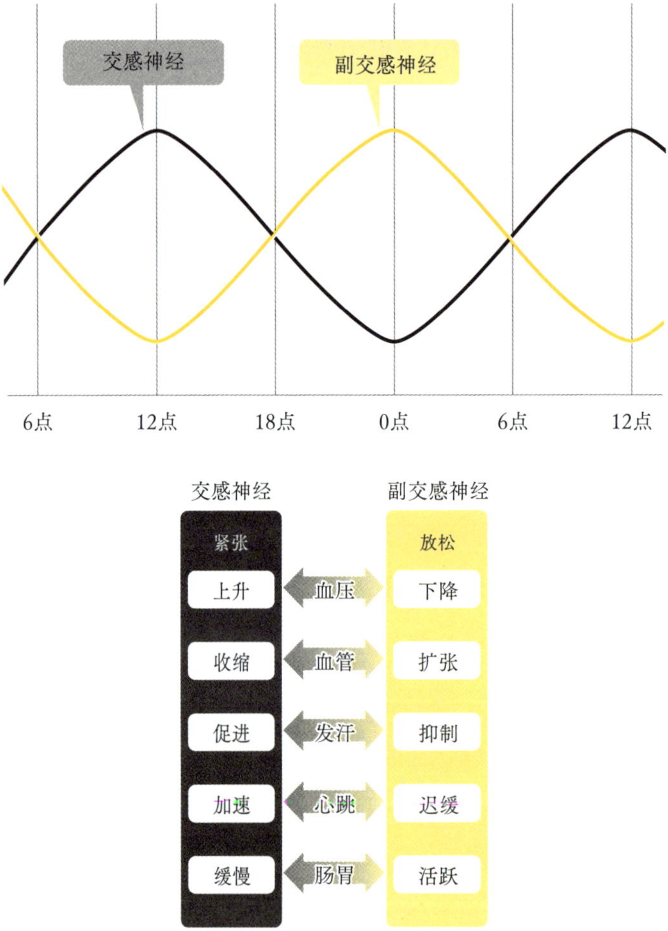

图 2-6　交感神经与副交感神经的运作规律

在最理想的情况下，交感神经和副交感神经都能发挥100%的作用。不过，交感神经为10分，副交感神经仅6分，总分为16分的情况，与交感神经和副交感神经各为8分，总分16分的情况相比，后者要好得多。如果有一方过于强势，就可能会引发问题。

交感神经与副交感神经的关系常被比作汽车的油门与刹车。交感神经如同油门，能够让身体兴奋、紧张起来，而副交感神经就像刹车，能够让身体暂时停止活动，放松下来。

保持交感神经与副交感神经的平衡至关重要

为什么说保持交感神经和副交感神经的平衡至关重要呢？这就像是重重踩下油门后，如果刹车无力，就很难及时停止。也就是说，白天充满活力地活动后，晚上必须用力踩下刹车以便放松休息；如果刹车力度不够，就可能导致睡眠很浅、身体紧张，疲劳难以消除。

反之，如果交感神经机能下降，就像明明油门无力，速度迟缓，却还总是踩着刹车一样，几乎无法向前。这就会导致人们无法开展活动，总是疲惫不堪、无精打采，也是一种疲惫的表现。

交感神经的机能持续减弱，还可能导致代谢系统调节不良，进而引发直立性调节障碍之类的疾病。这种疾病常见于年轻人和儿童，表现为早晨起床困难、无精打采，一站起来就会头晕等。

因此，最好保持交感神经和副交感神经之间力量平衡，防止某一方占主导太久。这对预防疲劳非常有帮助。

自主神经紊乱可以分为以下四种类型，我们也可以将其视为疲劳的四种类型。各位读者可以根据接下来的讲解，一边阅读一边思考自己属于哪种类型。

·[A]油门与刹车无比契合的“良好平衡型”
·[B]刹车效果不佳的“拼命三郎型”
·[C]油门效果不佳的“懒散怠惰型”
·[D]油门与刹车都绵软无力的“疲惫不堪型”

疲劳的四种类型

[A] 油门与刹车无比契合的“良好平衡型”

这是交感神经和副交感神经都很强的理想类型。这一类型的人的交感神经在早晨较强，而到了晚上则逐渐示弱，副交感神经则呈现相反的趋势，形成一种峰谷突出的平衡曲线。

这一类型的人在白天能够有效活动，在晚上也能好好休息，虽然偶尔会感到疲劳，但不会让疲劳积累到第二天。可以说，这类人的生活方式是完全没有问题的。

[B] 刹车效果不佳的“拼命三郎型”

恐怕现代人中最常见的就是这种“交感神经强，副交感神经弱”的类型。一言以蔽之，该类型的人是过于努力的人。由于交感神经机能强大，他们的血压和脉搏都能快速上升，让身体充满活力。但人是无法永远保持这种状态的，为了防止某天突然崩不住，必须有意识地去休息。

副交感神经机能弱意味着这一类型的人不擅长放松。

作息规律、晚上尽可能保持平静等，可以提高副交感神经的活性，从而更容易消除疲劳。

该类型的人活力四射，富有激情，常常在下班后去健身房锻炼，甚至一直运动到晚上10点或11点，这一点非常不好。

我经常建议大家："如果要去健身房，切忌晚上去，最好是早晨上班之前去。如果确实只有下班后比较方便，也尽量选择天黑之前去。"因为晚上10点、11点是副交感神经开始活跃，身体进入睡眠模式的时间。选择此时运动会刺激交感神经，阻止身体进入睡眠状态，最终导致难以入睡。

顺带一提，睡前最好也不要泡澡或洗热水澡。因为这样做会提高交感神经活性，使核心体温升高，影响睡眠，甚至会使人无法入睡。人们总说"婴儿困了，手脚就会变暖"，这其实就是因为血液从身体核心部分转移到了身体末梢，也就是手脚表层。手脚表层血液在外部温度的作用下降温，从而使得核心体温降低。如此一来，就为人体创造出了适合入睡的环境。

成年人同样需要在入睡时降低核心体温。但在睡前洗热水澡只会导致核心体温过高，使人无法入睡。该类型的人最好在睡前 2~3 小时洗好澡，并尽量使用温水。

[C] 油门效果不佳的“懒散怠惰型”

这一类型的人不太拥有行动力，从早晨起就懒懒散散，提不起精神。他们往往被认为“懒惰”或“没有干劲”，但实际上是因为副交感神经占据主导地位，而交感神经较为弱势，即使想努力也有心无力。

该类型的人总是打不起精神，活动与休息之间的界限也不明显，做事不麻利，白天也总是躺着。

该类型的人应当有意识地提高活动的速度，主动制订计划并开展活动，用力踩下油门。但过度紧凑的日程安排

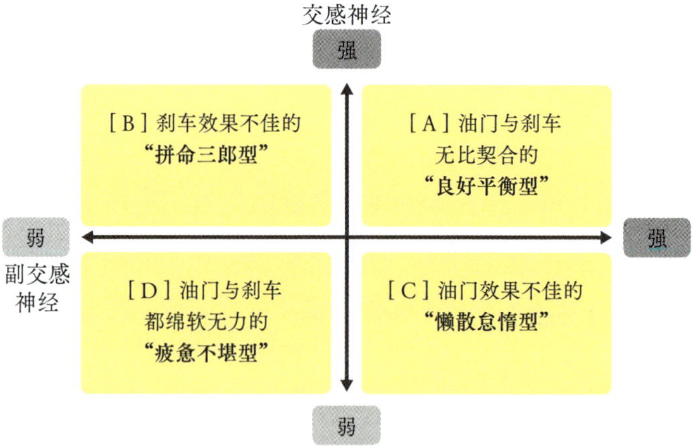

图 2-7 疲劳的四种类型

反而会导致压力增加，所以做起来可能有些困难。不过，只要能主动地去制订计划，并下定决心——“我一定要做到”，然后严格按计划执行，就能激活交感神经。早上醒来时，拉开窗帘让阳光洒满全身，交感神经就会逐渐被激活，所以建议大家多晒太阳。

［D］油门与刹车都绵软无力的“疲惫不堪型”

该类型的人交感神经和副交感神经都较弱，就像是油门和刹车都无法有效启动，导致他们不仅表现不佳而且疲劳迟迟无法消除。

由于交感神经较弱，他们无法长时间精力充沛地进行活动；同时副交感神经也弱，导致消除疲劳的能力很差。因此，他们即使活动不多，也很容易感到疲惫，且恢复缓慢，以至于陷入疲劳不断积累的状态。而患上过度训练综合征后，一些人也会陷入这种状态。

这种类型的人首先要好好休息，同时尽量保持规律的生活作息，以提高交感神经和副交感神经两方面的机能。请熟练利用后面会讲解的休息模式，掌握摆脱这种状态的相关知识。

自己属于这四种类型中的哪一种，虽然有先天的因素，但主要还是取决于平时的生活方式。遗传和体质的确会有所影响，但日常生活习惯的影响更大。从这一点来看，我们也可以将其类比为血压问题：不健康的生活方式容易导致高血压，而通过锻炼、节食和改善饮食结构可以降低血压。忙于工作的人容易变成“拼命三郎型”，而如果这一类型的人辞职后没了干劲，就可能会变成“懒散怠惰型”。

总之，要根据自己的疲劳类型采取相应的措施。

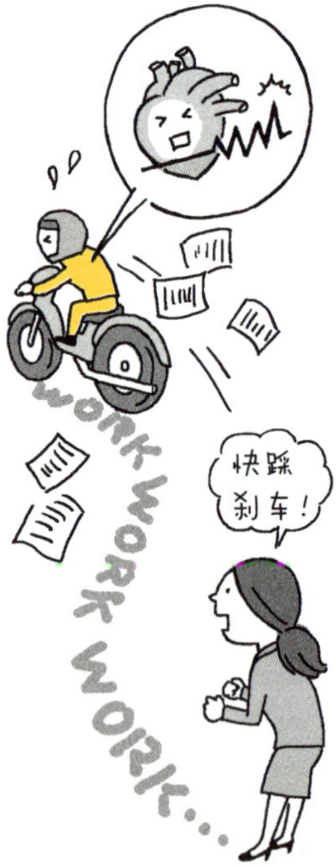

免疫系统紊乱时 人容易生病

在人体的三大调控系统（内分泌系统、神经系统和免疫系统）中，我们已经从多个角度对与内分泌系统和神经系统有关的疲劳问题进行了讲解，那么最后就让我们来谈谈免疫系统。先说结论，免疫系统确实会受到压力的影响。压力会导致疲劳，从而引发免疫系统紊乱。

你是否曾经觉得“身体疲劳时更容易感冒”呢？这正是疲劳导致免疫系统紊乱的典型信号。

在讲述内分泌系统时我曾经提到，所谓的免疫，可以简单理解为保护身体免受病毒和细菌侵害的一种机制。血液中白细胞所包含的淋巴细胞和颗粒细胞会攻击入侵人体的病毒和细菌，所以我们才能免受疾病侵扰。当免疫系统机能下降时，病毒和细菌就会乘虚而入。

免疫系统能否健康运转，与自主神经的状态也息息相关。无论交感神经和副交感神经孰强孰弱，都会导致白细胞中淋巴细胞和颗粒细胞的比例发生变化。当交感神经占据主导地位时，淋巴细胞会减少，颗粒细胞则会增多。相反，当副交感神经占据主导地位时，淋巴细胞就会增多，而颗粒细胞则会减少。

颗粒细胞主要在白天活跃，能够吞噬入侵体内的病毒和细菌；而淋巴细胞在夜间尤其活跃，可以针对颗粒细胞未能消灭的病毒和细菌产生抗体，启动免疫反应。因此，两者在免疫系统中都是不可或缺的存在。

然而，疲劳的人通常处于过度紧张、交感神经占据主导地位的状态，导致淋巴细胞的活动减少，免疫系统无法正常运作，病毒和细菌容易乘虚而入。

免疫系统还能够保护我们免受癌症的侵害。我们体内每天都会产生癌细胞，但立刻就会被免疫系统发现并消灭，因此大多数情况下我们不会罹患癌症。但当免疫系统的机能下降时，癌细胞就会占上风，导致身体患上癌症。

“对疲劳放任不管，易得癌症”这样的说法虽然稍显极端，但毫无疑问，疲劳的确会导致免疫系统机能下降。

（专栏）疲劳的原因不在于乳酸

·曾几何时，乳酸被认为是疲劳的风向标……

你是否听说过“疲劳是肌肉乳酸堆积导致的”这一说法？也许有人会说在学校学过。

但是现在科学家已经研究清楚，乳酸并不是疲劳的真正原因。

那么，为什么乳酸会被认为是疲劳的导火索呢？

为了寻找疲劳的原因，科研人员曾进行过相关的实验。受试者先进行100米全速跑等剧烈的运动，随后立即在疲劳状态下抽取血液，结果每次都在血液样本中发现了乳酸。因此，人们便简单粗暴地认定乳酸就是引发疲劳的原因。

乳酸生成最多的时候，就是进行无氧运动的时候。我们的日常活动一般都是有氧运动，但无氧运动的运动强度更高，所以运动后身体的能量会迅速耗尽。为了快速补充能量，身体会通过分解糖分来迅速产生能量。而在分解这些糖分（葡萄糖）时产生的东西，就是乳酸。

也就是说，“疲劳时血液中会有乳酸”并不意味着是乳酸导致疲劳的。

过去曾将体内乳酸含量视为疲劳的指标，如今还没有找到可以替代乳酸表示疲劳程度的特定物质。不过，身体是否积攒了大量疲劳是可以通过某些指标进行测定的。

一旦积攒大量疲劳，最显著的表现就是自主神经紊乱。因此，通过显示自主神经紊乱程度的心率变异性分析来测定疲劳程度，是目前最可靠的方式。

·疲劳程度可以通过心率变异性分析来测定

我们的心脏在“咚咚、咚咚”地跳动，这就是心跳。心跳是有波动的，所以存在峰值。心率变异性分析就是测量这些峰值之间的距离，并对这一状态进行解析，峰值之间的距离可分为高频、低频和超低频三种。高频是副交感神经指标，低频是交感神经指标。

通过观察这两个指标，可以判断交感神经活跃度是否偏高、副交感神经活跃度是否偏高或二者是否维持了良好的平衡。顺带一提，目前尚不清楚超低频能作为何种指标。

此外还有一个指标，就是交感神经和副交感神经两个数值的总和（总能量）。这两个数值的总和较大，通常说明交感神经和副交感神经都比较强。

长途货车司机和出租车司机可以通过“疲劳压力计”等测定疲劳程度，预防疲劳驾驶等危险情况出现。

此外，有的手机应用可以通过指尖来测量自主神经的状态。总能量像血压一样，会根据当时的身体状况而波动，因此没有固定的数值，但也可以作为疲劳程度的指标之一。最重要的始终是倾听自己身体的声音，这一点毋庸置疑。

最高の「休養」をとる7つの戦略

3

第 3 章

七大最佳休息方式

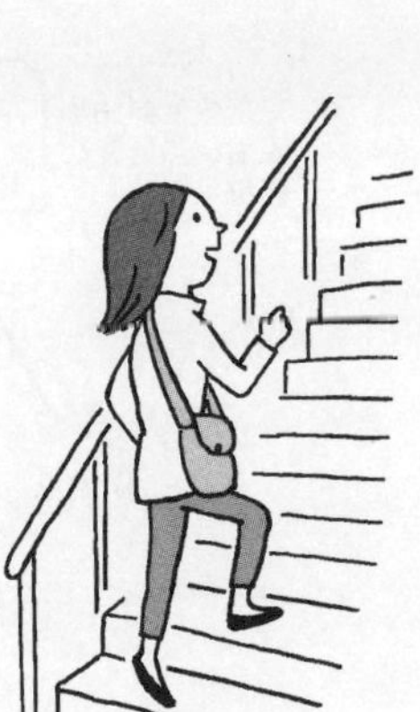

摆脱“活动→疲劳→休息”的无限循环

在上一章，大家已经了解了疲劳的本质。而本章终于要开始讲解理想的休息方式。

如前文所述，其实目前还很难说我们已经获得了足够的休息。我们现在的休息方式正处于“活动→疲劳→休息”的无限循环之中（见图 3-1）。

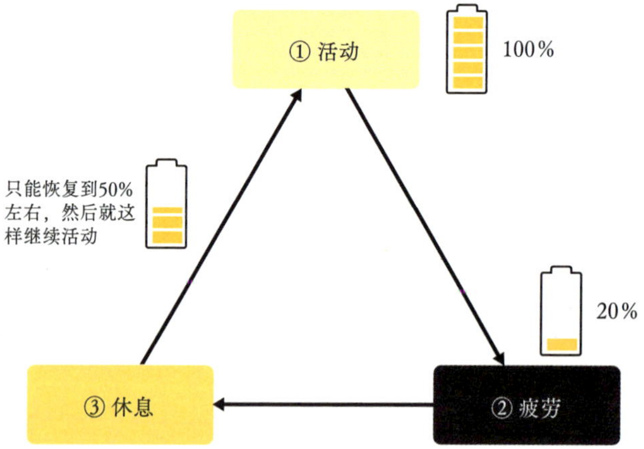

图 3-1 当前的休息循环方式

这是怎么一回事呢?

我们去公司、学校，进行工作、学习等活动。当然，还有些人在家工作，或是做家务、照顾老人和孩子。进行这些活动，自然会使我们感到疲劳。

而感到疲惫之后，我们就会休息。接着再次开始活动。

我们通常就是在这三个要素中循环往复。然而，我想在其中加入另一个要素。那会是什么呢?大家不妨思考一下这个问题。

我经常问大家:“你认为疲劳的反义词是什么?”

大多数人会回答:“是休息吗?”

但遗憾的是，答案并不是休息。

在日常循环周期中注入“活力”

让我们将“活动→疲劳→休息”这一循环想象成智能手机电池的充电与放电。因为活动和疲劳，我们的电池电量会减少。然而，我们可以通过休息进行充电，接着就能再次进行活动。

如果休息能够让我们回到电量100%的状态，就自然不会产生任何问题。但相信各位都明白，既然80%的日本人都处于疲劳状态，就足以证明实际情况并非如此。用当下流行的词来说，这样的状态并不是“可持续的”。

实际情况是，我们在休息之后也无法恢复到满电状态，却又要再次开始活动了。在我看来，很多人休息之后只能恢复到50%左右的电量。保持这一状态继续进行活动，然后电量逐渐下降到20%左右，再通过休息恢复到50%，接着再次开始活动……在这种情况下，我们只会日益消耗自己，让疲劳程度越来越深。

因此，我的方案是进入下一次活动前，在休息之外再加入一个可以消除疲劳的因素。

当我们查阅词典就会发现，疲劳的反义词其实是“活力”。于是我想到，如果加入“活力”这一要素，形成四个要素的循环，情况会变成怎样呢？

也就是说，在休息之后不要立刻开始活动，而是让自己处于充满活力的状态，之后再进行活动，形成新的循环（见图3-2）。

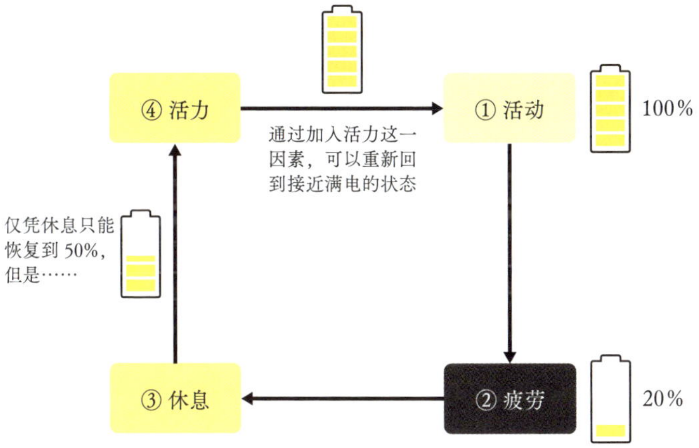

图3 2　理想的休息循环方式

即便休息也只能充电到50%左右，但加入活力这一因素后，我们就能接近满电状态了。

何为超量恢复理论？

那么，如何才能提高活力呢？答案可能会让人颇感意外。实际上，适当给自己施加压力可以增强活力。在这里，我们可以稍微回忆一下过度训练综合征部分曾提到的“超量恢复理论”。

如果在尚未从上次训练产生的疲劳中恢复的情况下开始第二次训练的话，训练表现反而会逐渐下降。为了避免这种情况出现，运动员会基于超量恢复理论，在进行高强度训练后适当地休息，从而提升训练表现。

对于进行力量训练的人而言，超量恢复理论可能并不陌生。简单来说，它解释了这样一个现象：在强行增加训练负荷后，身体会感到疲惫，体力也随之下降，但经过充分的休息就会拥有比训练前更强的体力（见图 3–3）。

以力量训练为例，举起重物或增加举重次数，会使人的肌肉纤维受到一定程度的破坏。随后，需要 48~72 小时，也就是 2~3 天的时间专注于休息，不进行训练。这样

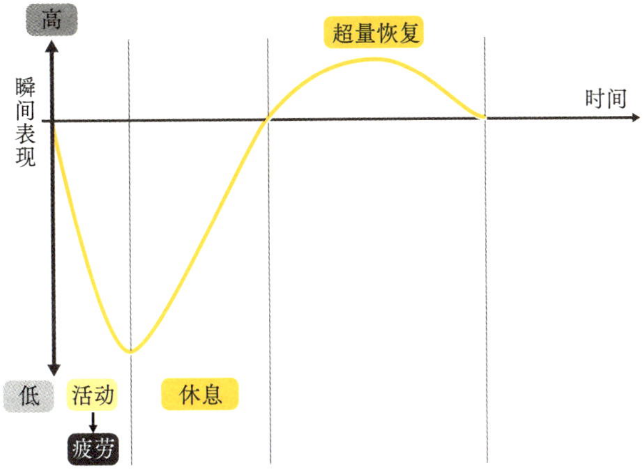

图 3-3　超量恢复曲线

一来，肌肉纤维会比训练前更为强大。

健美运动员通过反复进行这一循环，塑造出强健的身躯，但超量恢复理论并不仅仅适用于运动员。商务人士和普通人同样也可以将这一思维方式融入自己的生活。

敢于给自己适当施加负荷

我曾说过，要想提高活力，就要敢于给自己施加负荷。

你可能会想：“明明疲劳尚未消除，还要再做让自己疲劳的事情，这也太过分了吧！”但是，适当施加负荷后，再好好休息一段时间，体力反而会比施加负荷之前更强，所以这一方法还是值得一试的。

假设原本的体力值为 10，虽然施加负荷后会暂时降到 7 或 8，但在恢复后体力值会回升至 11。如果在下一个休息日再重复一遍，等身体恢复时体力值就会变成 12。就这样，基础体力得以逐步提升。

当然，如果你当前已经疲惫不堪，首先应该做的还是尽量将疲劳清零。这一步是最重要的。如果此时强行增加负荷，那将会给身体带来更大的负担。请一定要避免突然过度劳累这种情况。

如果你感到有些疲倦，但尚有余力，或者感觉虽然疲劳还没有完全消除但尝试做些事情是没问题的，就可以尝试给自己施加轻度负荷。之后再进行充分的休息。

疲惫时，要在休息的同时适当增加负荷。这是提升活力的关键。再强调一次，单靠休息可能只能恢复50%左右的精力，但加入活力这一因素，是可以让人恢复到接近满电状态的。

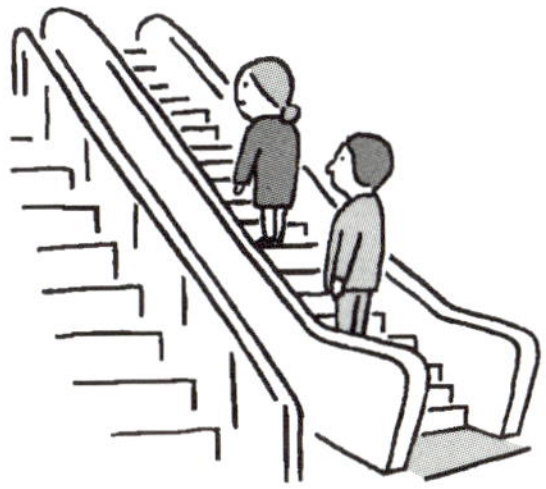

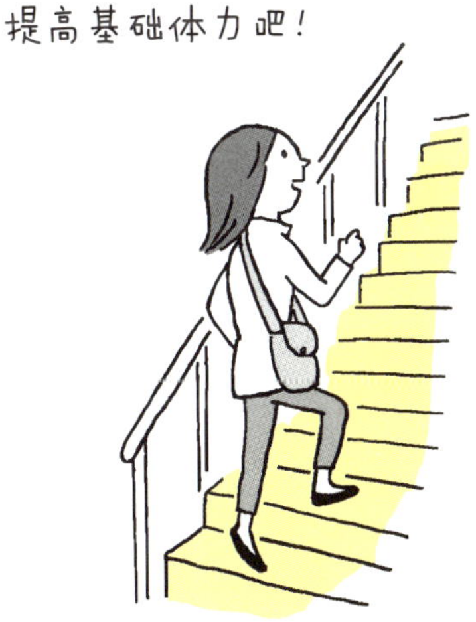

提升活力、有效增加负荷的方法

提到负荷，首先应该从轻度负荷开始。此外，有效负荷还需要满足以下四个条件。

1. 由你自己决定

重点在于，负荷是由你自己决定的，而不是别人强加于你的。如果是别人强行让你去做的，那反而又会变成另一种压力。

2. 与工作无关

如果工作已经让你筋疲力尽，那么我并不推荐你再通过工作来增加负荷。例如，当家人请求你在周末干些木匠活，打一些家具时，你是不是觉得很麻烦不想去做呢？其实这样的活动与工作毫无关联，是非常适合作为负荷的。

3. 通过挑战某项任务获得自我成长

例如，挑战读完一本很厚的书，或者在社区活动中承担某一职责。那些稍微有些困难，但完成后会让自己有所成长的任务，也是非常不错的负荷。

4. 让你有足够的余力乐在其中

切忌不断勉强自己。

更进一步来说，在完成给自己施加负荷这一课题时，最好从身体和精神两方面着手。

身体方面，可以从低强度运动开始。例如，下定决心坚持每天步行，逐渐增加步行的距离，然后渐渐过渡到跑步。这样你可以自己调整节奏，负荷也恰到好处。

而精神方面的负荷，并不是说要故意去接触自己不喜欢的人，或是做自己不喜欢的事情。精神负荷应该是积极的，例如挑战某个难度较高的考试、参加与个人兴趣爱好相关的比赛、挑战“百名山制霸”[1]，等等。只有这些积极的挑战，才适合作为精神负荷，这一点至关重要。

---

[1] 2003年深田久弥出版了《日本百名山》一书，记载了日本一百座名山，引发了人们挑战“百名山制霸”，即登顶这一百座山的热潮。——译者注

从被动休息转向主动休息

据说，现在很流行独自露营，也就是一个人外出露营的活动。我曾经骑自行车环绕日本一周，那时也经常独自露营。

在设施完善的露营地倒也无妨，但如果是在某个未知的森林深处搭起帐篷，一直待到第二天清晨的话，那么你将要孤身一人度过漆黑幽暗的夜晚。在自然环境中，只剩下你孤身一人。如果你是能享受这种氛围的人，那自然很好。若非如此，你就必须忍受内心的恐惧。

从这个角度来看，独自露营无疑是一种精神上的负荷。并且，这种负荷并非别人强加于你的，而是你自己主动选择的。如果你真的无论如何都非常抗拒和害怕，那么可以中途随时离开。由此可见，这是一种完美符合积极负荷这一条件的行为。

这种休息方式，我想称之为“主动休息”。

如果周末只是睡觉或者无所事事地消磨时间，然后等到下周一又开始浑浑噩噩地工作，那就属于“被动休息”。而主动休息，是一种更加积极、自主的休息方式。

也许积极地休息这个说法听起来有些奇怪，但在至关重要的周末，还是用能更好地消除疲劳的方式度过，或是通过锻炼让身体变得更不容易疲劳，从而拥有更多的活力比较好。我希望大家能像这样，将原本的日常循环转变为“主动休息周期”。

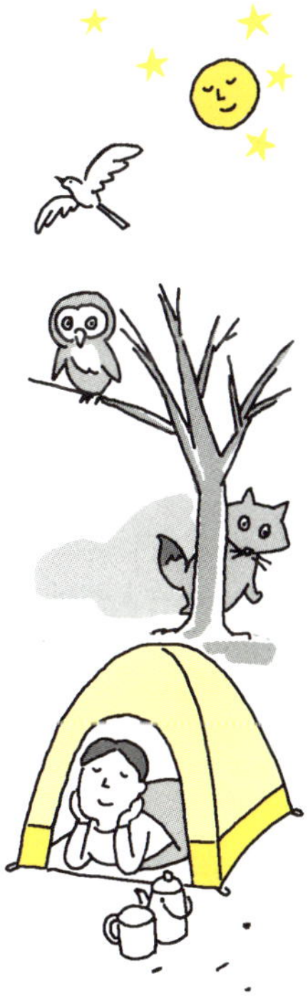

休息学定义的七种休息方式

那么，接下来我们将开始讨论如何休息才能更好地消除疲劳，进而获得更多的活力。休息学将休息分为七种方式（见图 3-4）。

这七种休息方式大致可以归为三大类：

· 生理型休息

· 心理型休息

· 社会型休息

在日常生活中融入这七种休息方式，可以有效地帮助我们从疲劳中恢复。

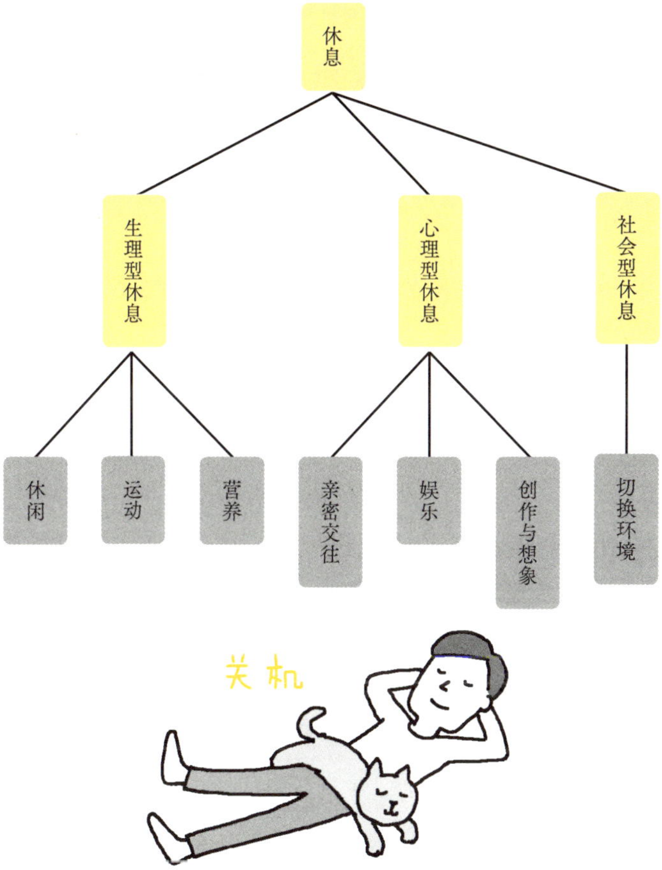

图 3-4 提升活力的七种休息方式

生理型休息 1：休闲

生理型休息包括休闲、运动、营养三种方式。接下来我将按顺序进行说明。

休闲这种休息方式很接近一般意义上的休息。它是一种暂时停止活动，让身体停止运转，抑制能量消耗，等待能量恢复的被动休息方式。也就是所谓的“消极休息”。

就具体的行为来说，如睡眠（包括午休）等。在休息时，最重要的是尽量避免消耗过多的能量，以及减少身体活动。

而其中睡眠在休息中占据着非常重要的地位。正如之前所提到的，按照昼夜节律进行活动时，能够获得更好的睡眠，从而加速消除疲劳。而关于睡眠这一问题，我们将在第 4 章中展开论述。

在休息方面尤其需要注意的是，像“一整天躺在床上无所事事”或“躺在沙发上看电影或刷视频”这样的休息方式即便能消除疲劳，对于提升活力也几乎没什么帮助。

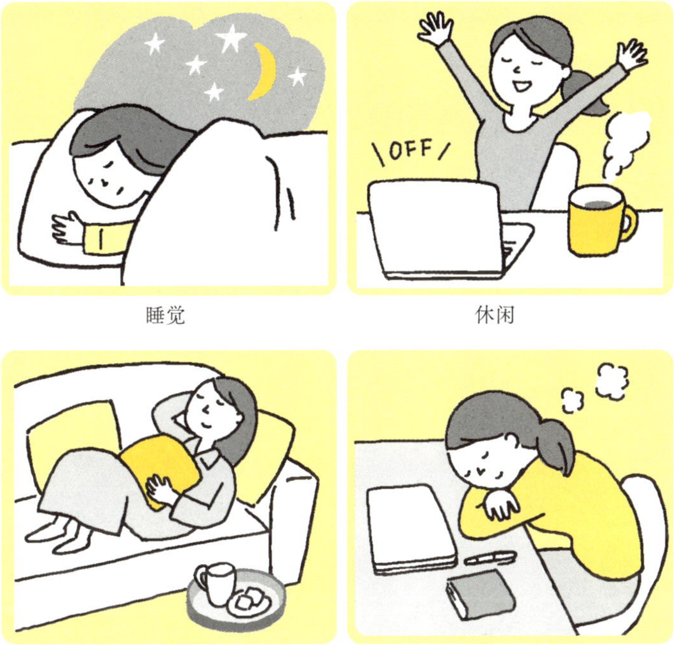

睡觉　　休闲

窝在沙发上放松一下　　趴在桌子上小憩片刻

暂时停止活动，减少能量消耗，放松自己，让心灵和身体平静下来。

图 3-5　通过休闲达到休息的目的

如果是为了减少能量消耗，等待体力恢复的话，躺下来看看电视或手机是可以的。在冬天，躺在被窝里无所事事也不是不行。但这些都不是主动休息。

“为了消除身体的疲惫，今天要躺着休息几个小时”这样自主决定的休息是很有必要的。但因为无事可做而漫无目的且被动地消磨时光，反而会带来不良的影响。

为了在活动间隙暂歇片刻，稍微躺躺是可以的，但如果是出于没有事情做或平时上班累这些原因，而无所事事地浪费时间，那么到头来，可能不仅没有完全消除疲劳，宝贵的假期也在这样漫无目的的消磨中结束了。

睡眠也是如此。为了弥补睡眠不足，想要在中午小憩片刻或者比平时晚起一点，都是可以列入计划并执行的。

生理型休息2：运动

“运动与休息不是正好相反的吗？”这么想的人恐怕不在少数。但在休息学中，运动也被视为一种休息方式。适量的运动可以加速疲劳的消除。比起什么都不做，只是待在那里，运动更有助于缓解疲劳。

这种休息方式也可以称为“积极休息”。因为是自己为了休息主动运动，所以它可以被视为“主动休息”，非常值得推荐。

运动能够促进血液循环，为每一个细胞输送足够的氧气和营养物质。这有助于促进新陈代谢排出废物及改善淋巴循环，从而减轻疲劳感。改善血液循环是保持健康的基础。为了做到这一点，适当活动身体是重中之重。

许多人会在放假时选择在床上躺一整天，但一味地躺着并不等于休息，因为躺平不动会导致血液循环迟缓。虽然并非血液完全不流动，但想要消除疲劳，少量运动是必不可少的。

在白天进行适量运动，身体就会感到疲劳，到了晚上，副交感神经会变得活跃，从而帮助你进入深度睡眠，带来良性效果。

具体来说，瑜伽、拉伸和散步等活动都是非常好的选

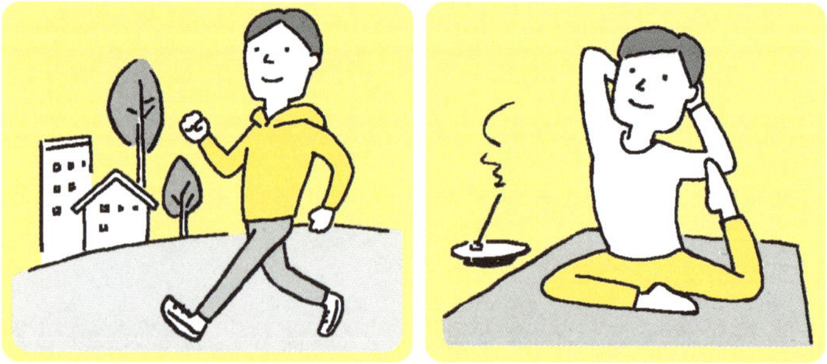

散步　　瑜伽

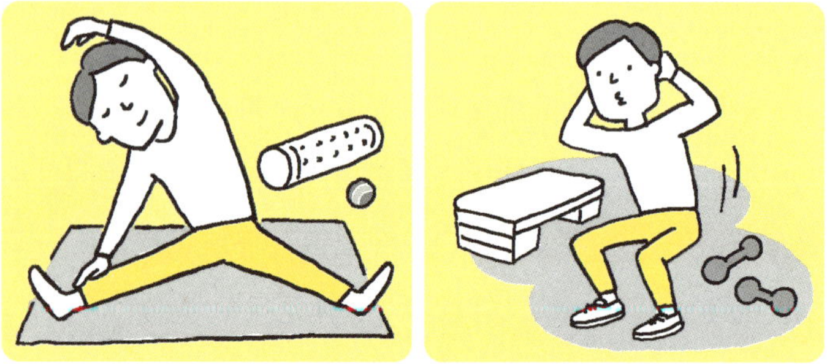

拉伸　　低强度运动

通过运动促进新陈代谢排出废物及改善淋巴系统循环，可以减少疲惫感。再不济也要进行少量运动。

图 3-6　通过运动达到休息的目的

择。泡澡非常有助于促进血液循环，因此也可以被视为一种运动类休息方式。

随着年龄的增长，肌肉量会不断减少，导致肌肉力量及有氧运动能力持续下降。肌肉和肌腱僵硬、肌肉量减少及行动不便的状态，就是所谓的“肌肉减少症”。这一病症虽然与年龄因素息息相关，但并不意味着我们只能坐等它的到来。即使是老年人，只要坚持运动，也能够增加肌肉量。

在德国，人们常说“如果长时间保持同一个姿势，身体关节就会生锈，再也无法动弹了”，“即使步入老年，也要多多活动，保持健康”。这些话确实是非常有道理的。

当然，运动到筋疲力尽为止就会适得其反，重要的还是适度运动。

将泡澡的水压化作休息的工具

泡澡也属于运动类休息。很多人感觉在泡澡时疲劳似乎得到了缓解，可是为什么泡澡能够缓解疲劳呢?

这是因为浸泡在热水中可以从外部加热身体，从而促进血液循环。具体来说，随着血液流动，新陈代谢的废物会被清除，氧气和营养物质会被输送到细胞中。不仅如此，泡澡时身体浸泡在放满水的浴缸中，还会受到水压的作用。

不久前，我参加了一场关于温泉的学术会议，了解到浸泡在浴缸中时，身体整体承受的压力可达到350千克。此时，皮肤处于被轻微压迫的状态，尤其是像脚趾这样血液和淋巴液容易淤积的地方能得到舒缓。水压的作用如同按摩一样，可以将滞留在体内的新陈代谢废物推回心脏和肺部。

市面上有许多由强力弹性布料制成的压力袜或压力紧身裤，这类产品的作用原理与泡澡的水压类似。正常情况下，小腿肌肉会将滞留在腿部的血液推回心脏，但由于肌肉在下午容易疲劳，肌肉力量也会随之下降，加之重力作用，因此距离心脏最远的双脚更容易出现血液滞留的情况，导致局部肿胀，也就是我们常说的“水肿”。

为了将血液重新推回心脏，就必须让小腿肌肉活跃起来。通过上下活动脚踝，小腿会不断收紧、松弛、收紧、松弛，小腿肌肉也会不断对血管挤压、放缓、挤压、放缓，循环往复。这被称为“挤奶效应”（Milking Action）。“挤奶”原本指挤取牛奶的过程，而小腿肌肉也是通过有节奏地压迫血管，从而让脚部滞留的血液流回心脏。因此，小腿也被称为“人体的第二心脏”。

同样的道理，泡澡时的水压可以帮助血液从滞留处返回心脏，从而促进血液循环，缓解疲劳。

38~42℃的泡澡水能有效消除疲劳

关于泡澡的水温，每个人的喜好各不相同。

我觉得水温在 38~40℃最为舒适。但如果稍微调高，在 42℃的热水中泡澡，据说会促进一种名为“热休克蛋白”（HSP）的蛋白质的生成，这种蛋白质能够保护细胞免受损伤。

与热休克蛋白相关的研究论文有很多，其中就有报告指出，即使是在 40℃的热水中泡上 15 分钟左右，也能促进热休克蛋白的生成。当然，泡澡时也没有必要非常精密地控制水温，选择自己觉得舒服的温度就好。

不过需要注意的是，42℃左右的热水会让交感神经占据主导地位，可能会对睡眠造成一定的影响。早上倒无妨，但如果是晚上泡澡，则建议选择 40℃或更低一些的温水，泡上 15 分钟左右。较低的水温更容易激活副交感神经，从而帮助身体放松，促进睡眠。

顺带一提，用水温较低的水泡澡并不是运动类休息方式，而是休闲类休息方式哦。

此外，去泡天然温泉也是一个非常好的选择。科学证明，温泉水中的成分的确具有一定的缓解疲劳的效果。去过之后就会发现，温泉往往具有不同的类型及功效。

例如，标注“碳酸泉”的温泉是指水中含有游离二氧化碳。人体通过皮肤吸收二氧化碳后，会促使血管扩张，从而使血液循环得到改善。

有些温泉含有“氡”这种放射性物质。听到“放射性”这个词，大家可能心里一惊。但相关研究证明，让微量的放射性物质刺激身体，其实具有抗氧化、提升免疫力的效果，这种现象被称为“低水平辐射兴奋效应”。

近年来，越来越多的温泉可以当天往返了，这让人们可以更轻松地享受泡温泉。即使没有条件前往温泉所在地，也可以在家里的浴缸中加入含温泉成分的入浴剂。选择自己喜欢的香味的入浴剂，也能让泡澡时间变得更加愉悦。

生理型休息 3：营养

为了消除疲劳并打造不易疲劳的身体，饮食无疑是重中之重。听到这里，你可能会问："只要保持营养均衡就可以了吧？"正如前文提到的那样，这当然是很重要的一点。

然而，在休息学中，不吃东西或减少饮食量同样得到了高度重视。这是因为过度饮食反而会使身体无法得到休息。

因此，我并不提倡为了休息而食用特定的食物。

在现代社会，人们随时都能获得丰富的食物，基本上已经摆脱了因缺少食物而营养不良的问题，暴饮暴食的问题反而更加严峻。

图 3-7 是日本横滨市针对劳动者进行的健康问题问卷调查的结果。

对比之下，缺乏运动的人非常多，而认为自己在营养方面存在问题的人较少。营养是健康三要素之一，自我感觉这方面存在问题的人却没有那么多，是因为很多人认为

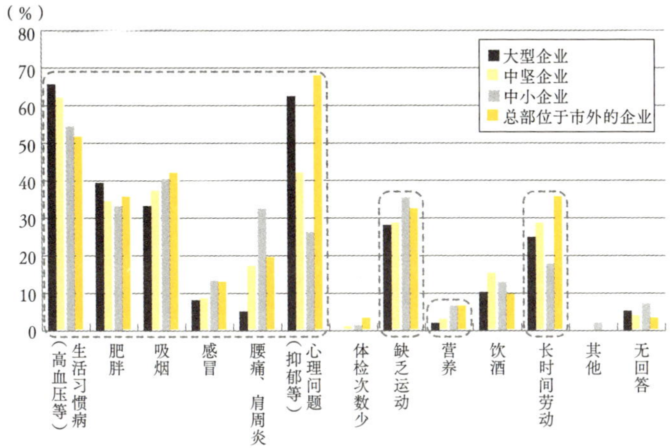

图 3-7　不同类型企业员工的健康问题分布调查

数据来源：日本横滨市经济局《横滨市第 99 次经济形势与经营动向调查（特别调查）》（2016 年 12 月）

自己每天摄取的热量已经足够多了。

我认为存在一种无须通过进食获取的营养。

比如，在日本新年三天假期时，人们往往会大吃大喝，但之后则会吃七草粥[1]来让胃得到休息。如此一来，身体的消化系统得到了休息，排出新陈代谢废物（即所谓的“排毒”），这一点至关重要。

---

[1] 配料通常包括水芹、荠菜、繁缕、宝盖草、鼠曲草、芜菁和白萝卜这七种春天的代表性草本植物，味道清淡。——编者注

除了避免胡吃海塞，尽量饮食清淡，多喝热水让身体暖和也是一个很好的选择。

希望大家能从增加营养摄取的加法思维，转变为如何为身体创造控制营养摄入的机会的减法思维。

吃对肠胃好的食物　　控制进食量

进行断食、轻断食等活动　　多喝热水，温暖身体

减少饮食的量和次数，让疲惫的消化系统得到休息。

图 3-8　通过改善营养达到休息的目的

顺带一提，近年来，“时间营养学”也备受关注。这一理论非常重视吃饭时间的问题，认为可以通过进餐时间来调整生物钟。与以往注重获取何种营养的主流观点不同，这种方法更注重何时进食。

前文提到，早晨接受阳光照射可以将生物钟调整到24小时的周期。而最新研究表明，每天在固定时间吃早餐可以更有效地完成这种调整。

当食物进入口中时，消化系统就会自动开始运作。而消化器官开始活动后，生物钟调节开关会被触发。反过来说，只要能每天在固定时间吃早餐，就可以调整自主神经系统。

“饭吃八分饱”是否真的能延长寿命?

从古至今，人们常说“饭吃八分饱，健康活到老”。

江户时代（1603年—1868年）的儒学家、医学家贝原益轩在其医学著作《养生训》中写道：

“纵使珍馐在前，食至八九分饱时也应停筷。饱至十分，必引后患。节制欲望，未来无忧。”

也就是说，饭吃八分饱为好。

所谓“饭吃八分饱”，其实就是不能到吃撑为止，而是要在感觉自己还能吃，但已经吃了很多的时候停止进食。

“饭吃八分饱”有益健康，从科学角度来看是否有依据？1990年有人进行了相关的实验。那就是我的老师，东海大学的田爪正气教授。田爪教授将总是吃到撑的老鼠与保持“饭吃八分饱”的老鼠的寿命进行对比。

实验结果显示，总是吃到撑的老鼠平均寿命为2年左右，而保持“饭吃八分饱”的老鼠平均寿命则有约3年。这也意味着寿命是原来的1.5倍左右。

1.5倍这个数值可以说差别非常明显。如果换算成人类的寿命，相当于从100岁延长到了150岁。

此外，田爪教授还发现，保持“饭吃八分饱”的老鼠活动量较大，而总是吃到撑的老鼠活动量较少。这一点与人类相似，吃得太饱就容易懒散，不想活动。可能是因为在“饭吃八分饱”的状态下，老鼠为了寻找食物变得更加活跃，从而增加了活动量。无论如何，减少食量并保持适当的运动无疑对延长寿命都有积极的作用。

因此，要想保持身体活力，我们应该避免暴饮暴食，让身体得到充分的休息。

吃甜食无法缓解疲劳

即便知道“饭吃八分饱”有益健康，很多人在面临压力时，也还是容易暴饮暴食，或者很想吃甜食。

这实际上是身体想要消解压力的一种防御机制，也是一种自我保护行为。

食物进入体内后，会刺激肾上腺皮质分泌皮质醇这种激素，它是身体承受压力时所分泌的激素，而正如前文所述，皮质醇这种激素有着抗炎及抑制免疫系统的作用。除此之外，它还能提高血糖水平。

食物进入体内后，血糖水平自然会升高，而血糖水平升高后，胰脏便会分泌胰岛素来降低血糖水平，血糖就会直线下降。此时如果无法及时提高血糖水平，身体就无法回到原本的状态，会开始分泌皮质醇。为了对抗压力，皮质醇会激活交感神经，使其进入战斗状态。因此，这时候我们常常会渴望大吃一顿，尤其想吃一些甜食。

“身心俱疲，但还有最后一项任务必须完成。”

这时，为了振奋精神，我们可能会无意识地选择大吃一顿或者吃一些甜食。反过来说，本应该通过激活副交感神经来放松时，吃得过多或吃了甜食，可能会使身体进入紧张、兴奋的状态，适得其反。

回到家后，心里想着“今天真累啊，净是些不开心的事，我要吃点甜点来忘掉这一切”，这种情况是可以理解的。但这样做可能会导致你进入兴奋状态，难以入睡。我们常常听到“吃甜食能消除疲劳”这种说法，但实际上，它只是暂时掩盖了疲劳而已。享受蛋糕、巧克力这些甜点当然没有问题，但吃这些甜点并不能真正消除疲劳。

另外，“糖分是大脑的燃料，思考时吃点甜食会更好”这种说法也很常见。但实际上，食物的消化和吸收需要一定的时间。如果马上就要考试了，吃一些甜食并不一定能让大脑更高效地工作。

酒精反而可能成为疲劳的源头

喜欢喝酒的人，或许会对酒精与消除疲劳之间的联系颇感兴趣。一直以来都有“酒是百药之长”的说法，喝酒后确实会让人有血液循环变好的感觉。

尽管酒精能带来一定的精神放松效果，但从生理角度来看，酒精对身体造成的负担可能更大。

为什么酒精对身体不好呢?

这是因为，当我们饮酒时，肝脏必须加快工作来分解酒精。因此，如果为了消除疲劳而喝酒，结果可能会适得其反，让身体更加疲劳。肝脏在分解酒精的过程中会产生一种类似于活性氧的有毒物质，叫作乙醛。它会对肝脏造成伤害。

进一步来说，虽然酒精可以帮助人们入睡，但它也会导致人们在夜间频繁醒来，从而使睡眠效果大打折扣。有些人认为喝酒能帮助他们进入深度睡眠，但实际上，酒后入睡的状态类似于麻醉后失去意识的状态。

在正常的睡眠过程中，人会从非快速眼动睡眠的N1阶段逐渐过渡到N2、N3阶段，从浅睡眠进入深睡眠（这一过程将在第4章详细介绍）。然而，如果在喝酒后入睡的话，这一过渡过程会被打断，导致原本睡眠期间会进行的身体恢复程序被直接跳过。因此，饮酒后睡觉并不是一种值得推荐的做法。

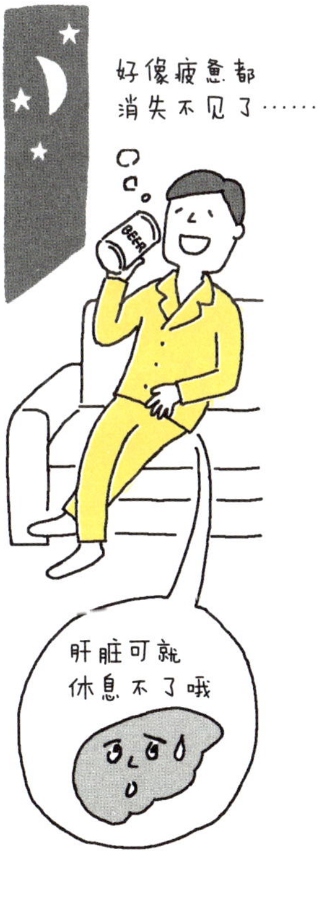
好像疲惫都
消失不见了……
BEER
肝脏可就
休息不了哦

心理型休息 1：亲密交往

心理型休息分为三种：亲密交往、娱乐、创作与想象。

顾名思义，第一种就是通过与他人亲密接触来缓解压力，获得活力的休息方式。与朋友愉快地交谈，或者与家人、恋人拥抱，进行其他身体接触，都会让人感觉疲劳一扫而空。

如果没有可以进行身体接触的人也不用担心，和宠物互动也属于亲密交往的一种。比如住在养老院的人或住院的病人，在与经过专业训练的狗等动物进行接触时，其治疗效果也能有所提升，这种“宠物治疗”（动物疗法）已经广为人知。

我自己也能感受到，当我把爱犬“芝士”放在膝盖上轻轻抚摸时，体内分泌的催产素会让我整个人都变得放松。

另外，即使没有能进行身体接触的对象，仅仅是言语上的交流，也足以达到“亲密交往”的效果。哪怕与对方不太熟悉也没关系，像是和同事早晨互相问候几句，或是向邻居、熟悉的店员说一句“辛苦了”“最近怎么样”“身体还好吗”之类的，也算是一种亲密交往。

近年来，随着远程办公普及，办公室中的闲聊或茶水

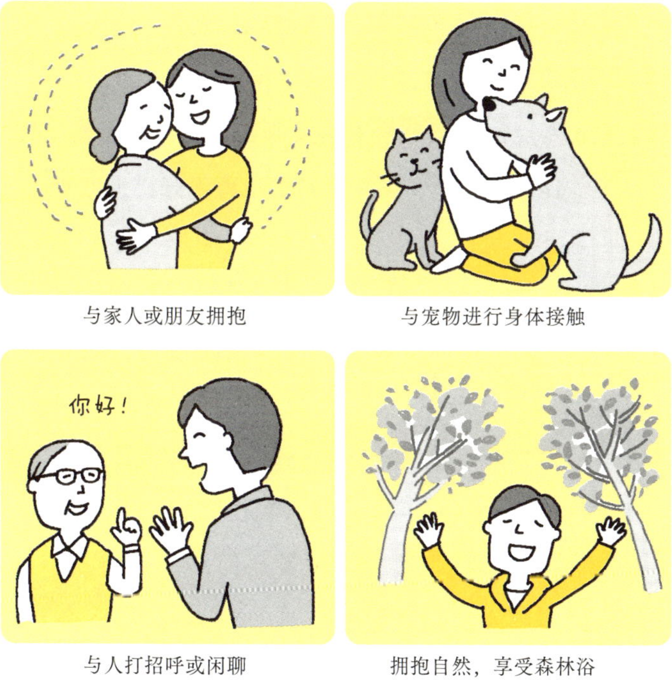
与家人或朋友拥抱
与宠物进行身体接触
你好！
与人打招呼或闲聊
拥抱自然，享受森林浴

与他人交流和闲谈，与自然及动物接触。

图 3-9　通过亲密交往达到休息的目的

间的随意对话，也逐渐成为一种让人得到休息的亲密交往。即使这些对话没有什么具体的内容，但通过与他人交流，可以感受到人与人之间的联系，转换心情，重新振作起来。如果在工作中感到压力重重，这种交流能让你暂时忘记这些，哪怕只有短短一瞬间，效果也是非常显著的。

当然，有些人不擅长社交，可能会觉得“与别人一起共度周末有点……”，有些人只要和他人共处就会感到更加疲倦。那么这类人就没有必要强迫自己进行亲密交往。人际交往能给人带来快乐，但如果处理不好，也可能造成很大的压力。完全没有必要去责备不擅长与他人交往的自己。

不过，偶尔也可以试着做些简单的社交，比如对在电梯间遇到的人点个头，或者看到别人有困难时伸出援手等。请一定要记住，与他人交流这一行为本身就是让自己的情绪变得更加积极的一种方式。

亲近自然可以缓解疲劳

你是否有过这样的经历：当你来到一个大大的公园或是山林等绿树成荫之地时，就莫名觉得神清气爽，感到整个人焕然一新呢？其实森林浴等与大自然亲密接触的行为也属于通过亲密交往得到休息的方式。

事实上，与森林医学相关的研究正在进行中，这一新兴领域试图从医学角度证明森林浴的效果。过去，人们只是简单地认为去森林里待一会儿就感觉轻松了许多，但随着研究的深入，我们已经能够从科学的角度逐步揭示这种现象背后的原因。

研究表明，树木会释放一种名为“芬多精”（phytoncide）的挥发性物质，而其中所含有的萜烯类化学物质会通过我们的鼻腔进入体内，给身体带来积极影响。

有研究指出，进入森林中时，人体内也会分泌出一种令人放松的物质——血清素，这是一种有助于稳定情绪的激素。

不只是山林，海边也能让人感觉身心得到释放。听着海浪的声音，看着浪花拍打海岸，都会让人莫名感到心情愉悦。这或许是因为海浪每分钟拍打岸边的次数与人类的呼吸次数大致相同，所以海浪那种有规律、间隔适中的节奏能帮助人们放松心情。顺带一提，人类感觉最舒适的节奏与心跳的频率相近，也就是每分钟约60次。心脏每分钟大约泵出5升的血液，而每次跳动会泵出大约80毫升的血液，所以可以算出一分钟的心跳为60次左右。

提起节奏，你是否知道抚摸宝宝或宠物时，有一个最佳节奏？事实上，以每秒5~10厘米的速度移动手指来抚摸，能够促进催产素的分泌。

催产素又被称为“爱之激素”或“幸福激素”，它有助于调节副交感神经，带来放松效果。我们在与亲密的人拥抱或是抚摸我们心爱的宠物时，都会感到一种无法言喻的宁静和舒适，这正是因为大脑分泌了催产素。

而催产素最为美妙之处在于，不仅仅是被抚摸的人会分泌，实际上抚摸者自己也会分泌催产素。比如当妈妈抚摸孩子时，孩子和妈妈都会分泌催产素。

但要注意的是，最佳的抚摸节奏是每秒移动5~10厘米，速度过快或过慢都会影响效果。抚摸过快，可能会让人感到焦虑不安，而抚摸过慢，可能会让人觉得手几乎没有移动，无法产生抚摸的感觉。

近年来，市面上出现了内置人工智能插件的毛绒玩具和机器人，它们能够与人进行简单对话，甚至能够根据语气变化做出不同的面部表情。如果这些产品能让你感到放松，请不要犹豫，放心使用吧。

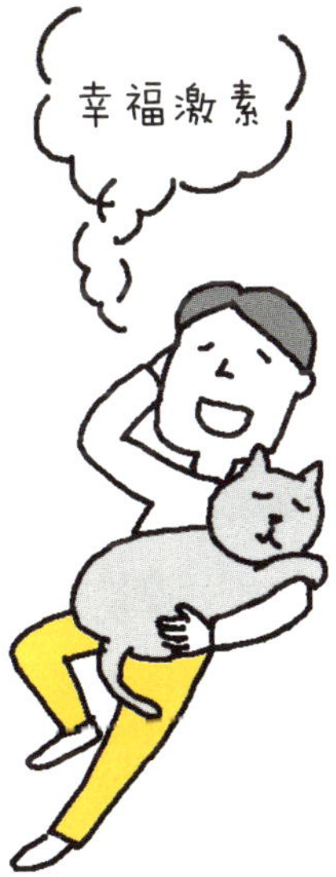

心理型休息2：娱乐

接下来，我们来谈谈心理型休息的第二种——娱乐。

这是通过追求自己的兴趣爱好来休息的一种方式。

如果你喜欢古典音乐，就去听古典音乐；如果你喜欢看电影，就去看电影。放假时通常会做的事情，或者自己很想做的事情，立刻就会浮现在大脑当中，对吧？这就是此类休息的核心内容——去做自己喜欢的事。

人们认为音乐有助于舒缓压力。例如，很久以前就有传言称，让奶牛听莫扎特的音乐，可以增加奶牛的产奶量。音乐喜好确实因人而异。我们可以记住那些让自己觉得身心愉悦的旋律与节拍，在休息时听一听。

如果你想消除疲劳，通常节奏较慢、柔和的曲子会更合适，但对于某些人而言，过于平缓的曲调反而让他们感到焦虑。选择音乐要看个人的喜好，如果你觉得节奏快或者其他人觉得有些嘈杂的音乐更能让你感到愉悦，那么听这些音乐也是没有问题的。

一些研究音乐对自主神经的影响的相关论文证实，慢节奏的音乐有助于激活副交感神经，能够让身体放松。

对于喜欢玩游戏的人来说，玩游戏也是一种不错的放松方式。但是要避免沉迷其中无法自拔。最好设定一个合理的时间限制。

如果有兴趣的话，也可以培养诸如将棋、围棋、写俳句等需要学习的爱好。即使是像登山这样稍微有些挑战性的运动，只要能给自己带来快乐，也可以归为娱乐类休息方式。这类休息能同时满足娱乐和运动两方面的需要，可以说是一举两得了。

相信大家都会有一些虽然算不上娱乐，但做这些事能让自己心情变好的小习惯。比如，哼歌、剪指甲、喝碳酸饮料、打开窗户通风换气或者刷牙等。这些看似不起眼的小事，却能有效改善心情。希望大家能够将自己的一些小方法记录下来，作为自己特有的情绪调节手段。

为了应对压力不断积攒的情况，事先准备好一份情绪调节清单会非常有帮助。这种方法被称为“压力应对法”。

当面临压力时，焦虑可能会充斥着整个大脑，但如果能提前列出应对方法清单，就可以立刻采取行动来调节情绪。

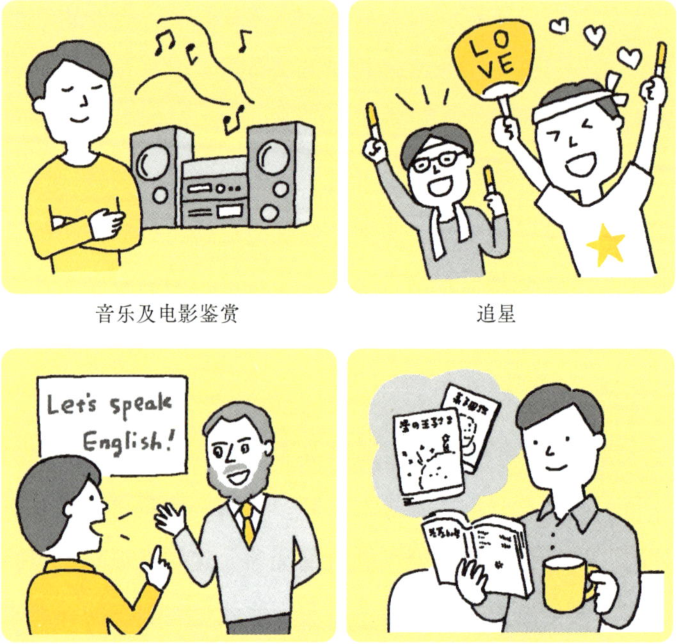

音乐及电影鉴赏　　追星

专心学习　　读书

追求自己的兴趣与爱好，能稍微调节情绪也好。

图 3-10　通过娱乐达到休息的目的

如果你知道听了哪首歌后感觉压力舒缓不少，就可以记住它，并将其加入清单之中。

有了这个清单，当你突然感到压力时，就可以迅速做出反应，“现在感觉很有压力，听听这首歌放松一下吧”，或者“感觉有点焦虑，听一听自己喜欢的旋律，冷静一下”。

建议大家在空闲时将自己的压力应对方法写下来，记到手账本或者手机备忘录里，这样可以随时取用。

心理型休息3：创作与想象

这一类型的休息包括绘画、写诗、作曲、手工制作或木工活等创造性活动。当你全身心投入某一件事中时，就能够忘却疲劳。

即使没有留下任何具体可见的成果也没有关系。比如，通过观看地图或时刻表，想象自己在旅行；在美术馆欣赏画作时，想象这位画家画这幅画时的心情，这些活动都包含在这一类型的休息之中。

冥想和幻想也是创作与想象类休息的一部分。由禅衍生而来的“正念”近年来非常流行，它提倡让心保持空灵的状态，什么都不去想。对于还没有习惯正念的人而言，可能难度很大。在这种情况下，只需进行简单的空想，比如想象鸟儿在天空中飞翔，或者想着自己最喜欢的偶像。幻想一些自己喜欢的事物就足够了。

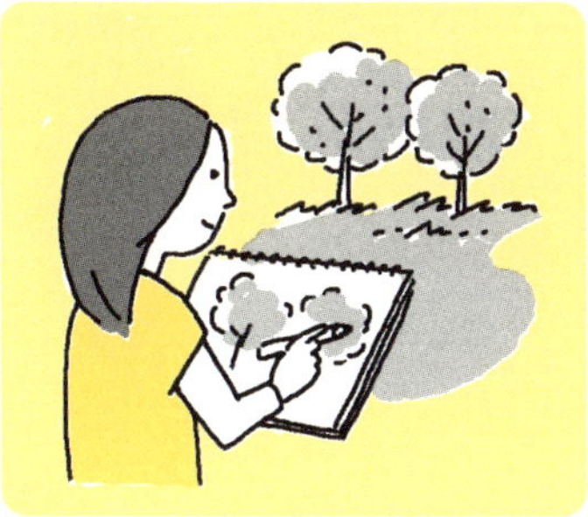

绘画

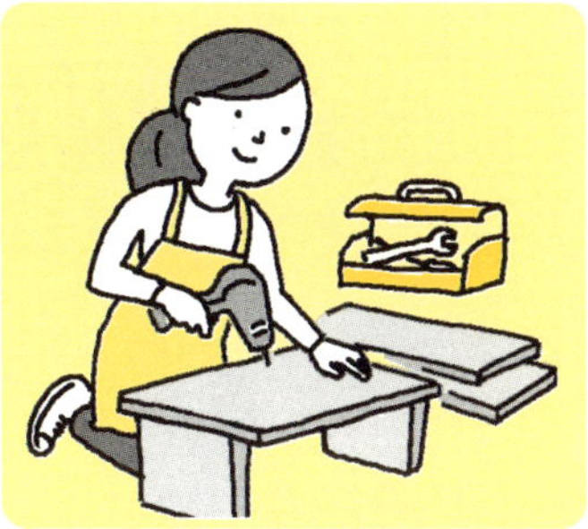

周末做些木工活

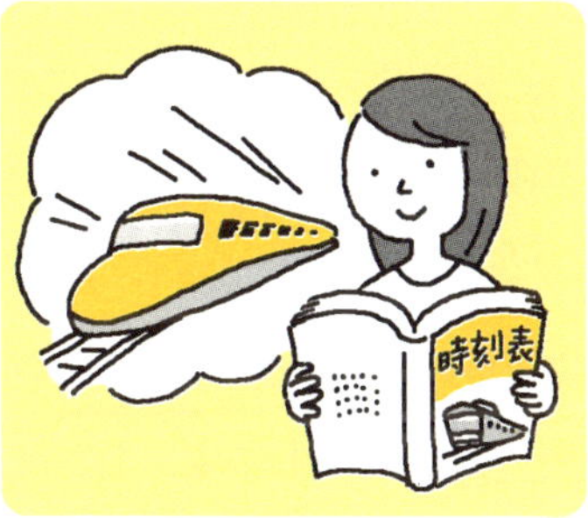

看着地图和时刻表幻想

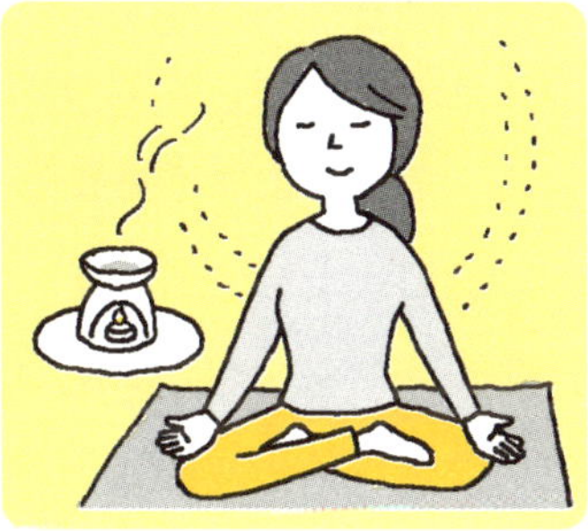

冥想

将注意力集中于某一事物，或想象着自己喜欢的事物，通过这种方式来减少疲劳感。

图 3-11　通过创作与想象达到休息的目的

社会型休息：切换环境

社会型休息只有一种，那就是切换环境，指的是改变周围的环境。

听到这个词，我们可能会联想到搬家或换工作之类的事情，但实际上并不需要那么大的变化。

我们人类与外部环境之间仅仅隔着一层“皮肤”而已。即使我们待在家里，自己之外的世界依然是外部环境。所以，哪怕只是换套衣服也可以算作改变外部环境。我们所待的房间也是外部环境的一部分，因此改变家具的摆放、换窗帘、打理花园并种植花草，或者把书桌整理干净都是不错的选择。

最典型的通过切换环境休息的方式就是旅行。因为旅行让我们置身于完全不同于平常的环境，所以它是一种非常好的休息方式。许多人在放假时选择去旅行，正是因为他们根据经验知道这样转换环境的效果非常好。即使只是出门去购物或就餐也会有一定的效果。

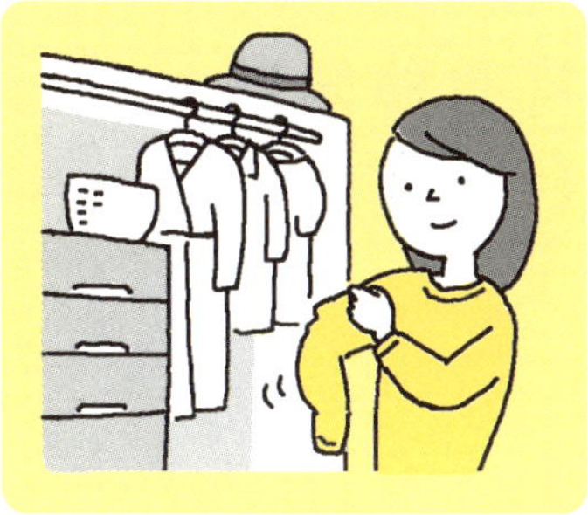

换上家居服

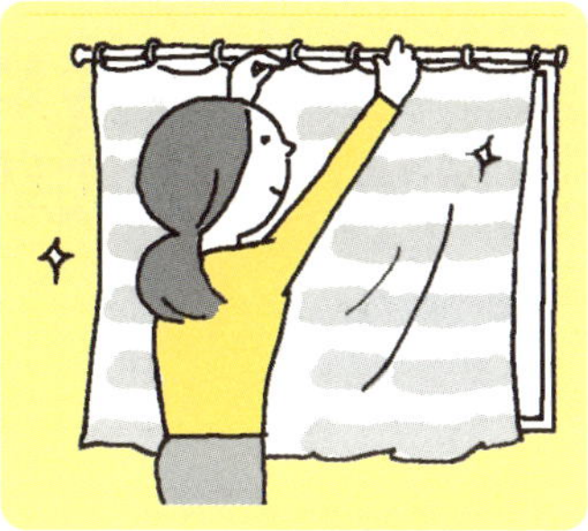

改变房间装饰

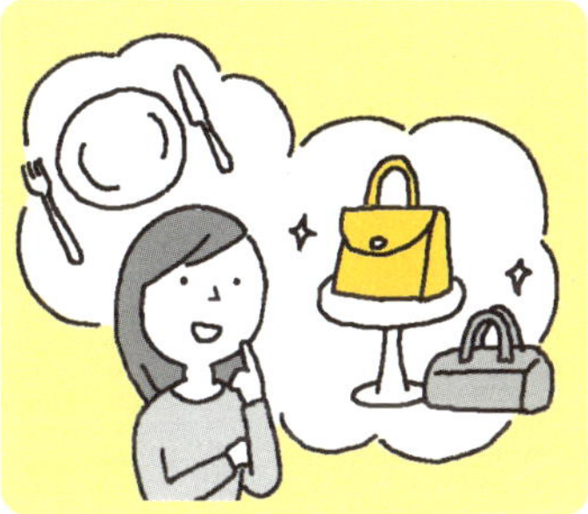

出门就餐或购物

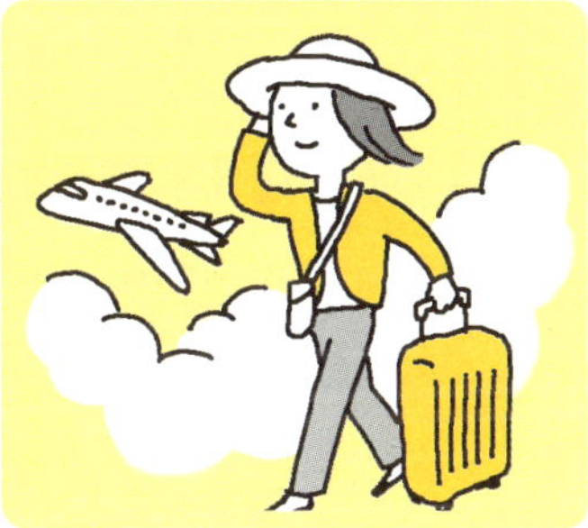

旅行

通过改变外部环境重置自己的心情。打扫卫生也可以起到同样的作用。

图 3-12　通过切换环境达到休息的目的

最重要的是将七种休息方式结合起来

到目前为止，我已经介绍了生理型休息、心理型休息和社会型休息这三大类别中的七种休息方式，但重头戏才刚刚开始。

事实上，结合不同类型的休息方式进行休息，消除疲劳的效果可以达到原本的两倍甚至三倍。简而言之，最好是自由地将多个类型的休息方式组合在一起。

单独一种休息方式当然也能缓解疲劳，但如果能同时采用多种类型的休息方式，效果会更加显著。其实，我们在日常生活中可能已经不知不觉实践了这种做法。

例如，当你想喝一碗热汤稍微放松一下时，从冰箱里取出食材然后做成汤的这一过程，就属于创作与想象类的休息。此外，摄入温暖的食物有助于温暖身体，从而起到滋养消化系统、舒缓疲劳的作用，因此属于营养类休息活动。如果是和家人或孩子一起做汤，还能增进交流，也就能归类到亲密交往类休息了。

如果将做好的汤放入保温瓶，然后带去公园喝又会如何呢？这样一来，步行前往公园的过程就加入了运动类休息元素。不仅如此，从家里到公园的环境改变还是切换环境的一部分，并且你还能享受与自然的亲密接触。

再比如，去健身房锻炼当然属于运动类休息。当你运动时，血液循环得到改善，新陈代谢提升，体内废物被排出，你会感到轻度疲劳，拥有良好的睡眠。而如果你在健身房结交了朋友，就能实现亲密交往类休息。我岳父就是在健身房结识了一些朋友，后来还和他们一起去旅行，这样就同时还包含了切换环境的休息元素。

像这样结合多种类型的休息方式，可以充分利用各种类型的优点。但最重要的还是主动去实施。学习并掌握各种不同的休息方式，然后找到最适合自己的休息方法。这才是真正积极主动的休息。

休息方式的组合全靠创意

了解了这七种休息方式后，我们会发现，即使是已经习以为常的事情，也可以通过思考能不能同时做这些事来拓展更多的可能性。

以孩子的学校、职场或社区举办的运动会为例。可能有些人会觉得，“光是参加就已经很累了”，“真是个浪费假期、让人烦恼的活动”。但从主动休息的角度来看，运动会其实是一个能在一天内实现多种类型休息的绝佳机会。

运动会当然是属于运动类休息的一种。与此同时，大家一起为孩子们加油、在借物赛跑中一同欢笑，也属于娱乐类休息。再加上平时的操场或运动场在活动中产生了像节日一样的氛围，所以这也算是切换环境的一种。大家再拿出美味的便当来享用，那就又属于营养类休息的一环了。如果是和其他家庭一起吃饭，就还融入了亲密交往类的元素。究竟是不情不愿地参加，还是把它当作一种休息来享受，其实完全取决于你如何转换思维。

再举一两个例子。画画属于创作与想象类的休息，但如果你去海边或山里写生，那么就加入了切换环境的休息元素；如果长时间步行，那自然也可以算作运动类休息。如果是和其他画画爱好者一起写生，就同时完成了亲密交往类休息。

那么旅行呢？旅行不仅是让我们到处去参观景点，如果能多和当地人交流互动，不就成了亲密交往类休息的一部分吗？如果参加陶艺体验活动并制作了一个盘子，这就意味着加入了创作与想象类休息元素。

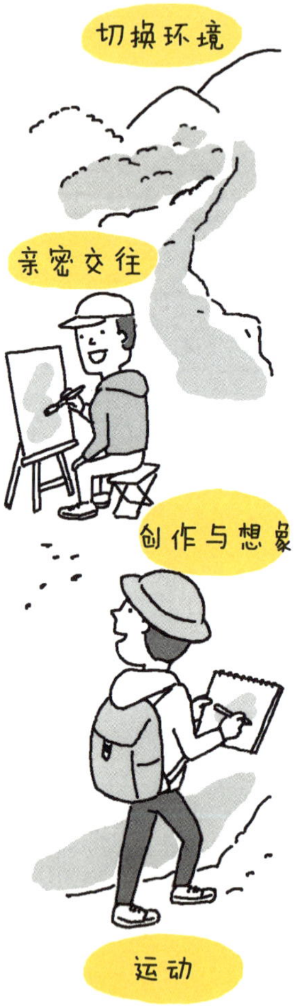
切换环境
亲密交往
创作与想象
运动

可以尝试改变睡觉的地方

可能有人会认为，把睡觉和其他活动相结合肯定很难吧？毕竟在睡觉的时候，我们什么也做不了。虽说如此，但通过改变睡眠的环境，就能与切换环境类的休息相结合。

一些注重睡眠环境的酒店会提供“深度睡眠项目”，而有些人也表示，泡温泉后感觉睡得很好。去露营，在森林里休息，也会让人心情愉悦。如果和志同道合的朋友一起去，就可以同时享受亲密交往类休息。

沐浴看似是一种静止不动的行为，但实际上可以通过温暖身体来促进血液循环，从某种意义上来说，沐浴也具备运动类休息的效果。

只要能从这一角度进行思考，即便是曾认为休息就是在家睡觉、无所事事、一动不动的人，也能进一步提升休息的效果。休息方式的组合几乎拥有无限可能。

但即便找到了一种很好的休息方式，也并不代表完成了我们的目标。有时会出现工作、家庭等方面的生活模式变化，有时也会出现身体状况的变化。在这种情况下，我们应该主动升级自己的休息方式，进行适当的调整。

顺带一提，既然有七种不同的休息方式，那就没有必要勉强自己选择不擅长的休息方式。毕竟人各有所长，也各有所短。

对于那些不擅长创作与想象类活动的人而言，没有必要强迫自己去画画或做俳句。比如我就非常不擅长画画，如果有人对我说“请画张画吧”，我只会倍感困扰。既然是休息，就应该选择那些不会给自己带来压力、符合自己兴趣的活动。

有时候，也会有人问，如果家人或伴侣想采取不同的休息方式该怎么办呢？例如，丈夫想在户外打网球，而妻子则想要在家做手工……对此，我认为不必强求一致。如果陪伴对方会给自己带来压力，那就没有必要强迫自己去迎合对方的休息方式。不过，一起尝试寻找双方都能乐在其中的活动也是一种解决方式。

千万不要过于贪心

到目前为止，大家或许已经开始思考：

“我应该采取什么样的休息方式才能恢复活力呢？”

“如何才能提升自己的活动能力？”

甚至脑海中可能已经浮现一些适合自己的休息方式的组合。

然而，千万不要一味地想：“这次放假我要做那个，做这个，哦对了，那个也不能忘了……”像是完成任务一样，把各种活动塞进假期反而不好。

首先要做的并不是直接将多种方式组合在一起，而是从一个个可行的活动开始。“这样做以后感觉特别好”，有过这样的体验之后，一定要记下来，避免遗忘。

下次休息时，尝试将它们结合起来进行实践。我们会发现，从一种到两种、从两种到三种，这样不断叠加，效果更佳。请记下这些体验，然后下一次再尝试不同的组合。

随着时间的推移，我们就可以积攒更多关于休息的经验。通过这种方式，就能获得休息方面的专业能力，最终成为“休息达人”。

在过去，我们几乎没有学习过关于休息的任何知识。可实际上，如何好好休息也是一门技术。

一味等待着疲惫随着时间流逝而消失，这样的想法并不能提升你的休息水平。我认为，想要过上更舒适的生活，就必须积累关于休息的经验，提高休息的能力。

既然休息是一门技术，刚开始时做得不好也是正常的。我们需要通过反复试错，逐渐变得轻车熟路。

在各种各样的尝试过程中，你可能会发现许多不适合自己的休息方式，但最终，你一定会找到最适合自己的休息方式。

我的主动休息记录

在休息日做了些什么，下次休息时想做些什么，让我们把这些都记录下来吧！

【例】

· 去东京国立近代美术馆参观了“高迪与圣家堂展览”（创作与想象&娱乐）

· 邀请朋友一起去大型公园的狗狗跑道遛狗，自己也顺便慢跑（亲密交往&运动）

· 尝试与家人一起制作在烹饪节目中看到的汤。然后放进保温瓶，带去公园，一起坐在长椅上喝（创作与想象&亲密交往&运动&切换环境&营养）

· 去稍微远一点的地方，然后将看到的风景画成素描画（切换环境&创作与想象或运动）

我的压力应对清单

尽可能把感到压力时可以做的事情列一个清单。哪怕每一项都是微不足道的小事也没关系。列好清单后，把它们写在手账本或者手机备忘录里，或者贴在抬眼便能看到的地方！

【例】

· 哼哼小曲

· 剪指甲

· 喝碳酸饮料

· 打开窗户通风换气

· 刷牙、漱口

· 出门散步

· 在废纸上写满抱怨的话，然后撕碎扔掉

……

（专栏）

调整衣物也能消除疲劳

在一层皮肤之隔的外面，满是外部刺激。

我想和大家分享一下，我为何会选择用衣物来达到消除疲劳这一目的。

皮肤是将身体内部与外部隔开的界限。皮肤外的一切对于人类而言都是外部环境。

我们在感到寒冷时会打开暖气，而在感到炎热时则会开启空调或打开窗户，这些行为其实都是在调整环境。但空调和窗户的开关都是用来调节室内温度的，实际上，衣物比室内温度更加贴近皮肤。

当一个容易感到热的人和一个容易感到冷的人待在同一个房间里时，因为各自感到舒适的温度不同，往往其中一方不得不默默忍受。

皮肤与衣物之间存在一层薄薄的空气，被称为“衣物内气候”。通过控制衣物内气候，即使共处一室，也能打造个人专属的舒适环境。

眠るだけでは休養にならない

第4章

仅靠睡眠是没办法休息好的

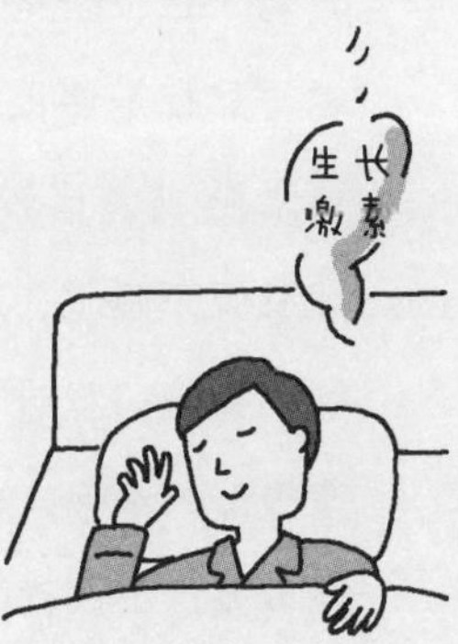

睡眠是活力之关键

阅读至此，相信大家应该不再抱有“只要好好睡一觉，就能休息好”的想法了吧。

但是，睡眠作为一种生理型休息，也是至关重要的。活力的关键之一就在于睡眠。可如此一来，必然会有读者感觉有些摸不着头脑——想休息的话，到底是睡觉好，还是不睡觉好呢？接下来，就让我们稍稍深入聊聊睡眠这一话题吧。

要想消除疲惫，睡眠是必不可少的，这一点不言而喻。若是一直不睡觉，人最终将会陷入崩溃。想必大多数人都觉得熬夜是件很痛苦的事情。要是连续熬上两晚，一些需要动脑或者比较复杂的工作就完全无法完成了；要是连续三天不睡觉，就会开始出现幻觉，无法进行完整的对话等。大脑一旦进入极度疲惫状态，决断力和判断力就会降至极低的水平。现在甚至还出现了“失眠死亡”（睡眠不足诱发死亡）这样的词。

睡眠最重要的作用之一在于修复细胞。白天活动时受到损伤的那些细胞，大多是在晚上睡觉时修复的。严格来说，白天也会进行细胞修复，但白天时身体在不断活动，会优先消耗氧气，所以没什么余力去修复细胞。由于睡眠时氧气消耗较少，因此身体可以将氧气用于修复细胞。而帮助细胞修复的生长激素，也是在睡着时分泌的，所以睡眠能帮助消除疲惫。

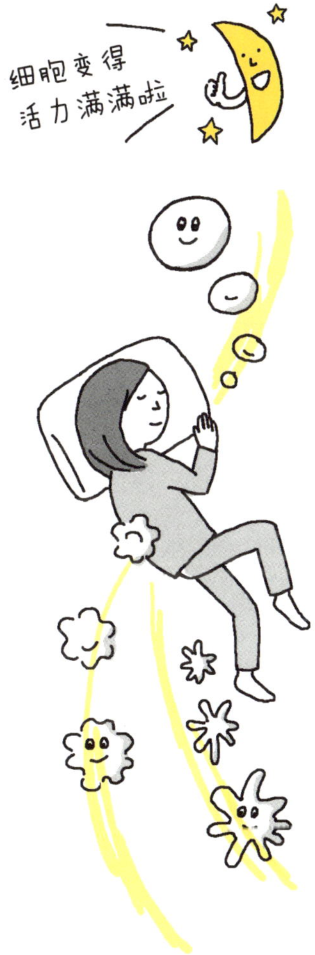

睡眠的复合型功能

睡眠还具备减少肥胖、生活习惯病、感染疾病等风险的作用，具有复合型功能。

我首先对预防肥胖和生活习惯病进行说明。

如果睡眠时间较短，那么负责增进食欲的胃饥饿素就会变得活跃，而负责抑制食欲的瘦素水平会不断下降，所以可能会导致肥胖（见图 4-1）。进一步而言，就会产生以下连锁反应。

· 睡眠不足后，胃饥饿素分泌，瘦素减少，导致食欲旺盛；
· 饮食过量导致血糖飙升；
· 血糖上升后引发肥胖，懒得活动身体。

虽然这些也是因人而异的，但在这一状态下，一旦承受过多压力，人们可能会通过抽烟喝酒来逃避，进而导致

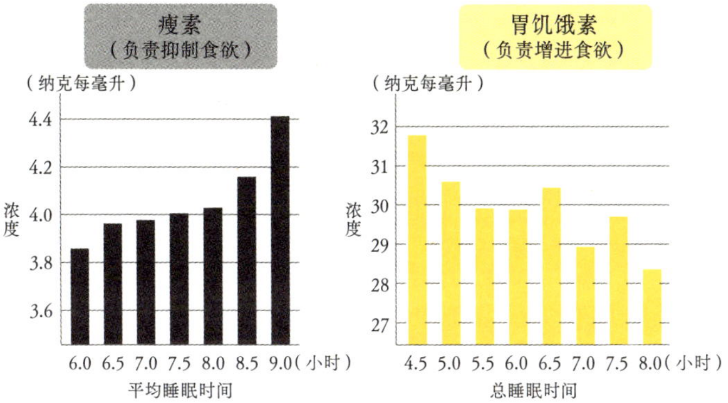

图 4-1 睡眠时间与食欲抑制的关系

数据来源：Shahrad Taheri, et al. Short Sleep Duration Is Associated with Reduced Leptin, Elevated Ghrelin, and Increased Body Mass Index [J]. *PloS Med*, 1(3), 2004.

胆固醇增加，血糖升高，引发血脂异常。当然，吸烟本身就是高血压的诱因，而肥胖本身也容易引发高血压。也就是说，睡眠不足可能会引发肥胖，进而引发各种生活习惯病，让人陷入恶性循环。一旦陷入这种循环，想要摆脱是非常困难的。

反过来想一想，这也就代表着，保持良好的生活节奏本身就可以预防疾病。希望大家能够了解这一点。

关于睡眠，依旧谜题重重

白细胞在免疫系统中起着重要作用，而在睡眠中，白细胞中的淋巴细胞会变得活跃起来。因此，如果睡眠充足，就不容易感染疾病。反之，如果睡眠不足，淋巴细胞的活动就会减少，导致免疫力下降，更容易患上感冒等传染性疾病。

此外，记忆的巩固和整理也是发生在睡眠过程中的。睡眠不足时头脑就昏昏沉沉，可能正是这个原因。

事实上，与睡眠相关的许多问题仍然没有得到解答。即使向专家请教，往往也得不到明确的答案。

你有没有听说过“如果睡得很深，即使时间很短也能消除疲劳”或者“如果睡眠很浅，即使睡了很久，也无法消除疲劳”这样的说法呢？其实，这些说法并没有科学依据。虽然深睡眠有助于恢复体力，但具体需要多深的睡眠、需要睡多少时间，都还没有明确的结论。

目前已知的事实是，睡眠分为快速眼动睡眠和非快速眼动睡眠两种。快速眼动睡眠期间，脖子以下的身体会处于静止不动的状态，而大脑则在做梦。非快速眼动睡眠从浅睡眠到深睡眠有三个阶段。这些信息可以通过脑电波观察到，是毋庸置疑的事实。即使未来研究进一步推进，大概也不会被推翻。

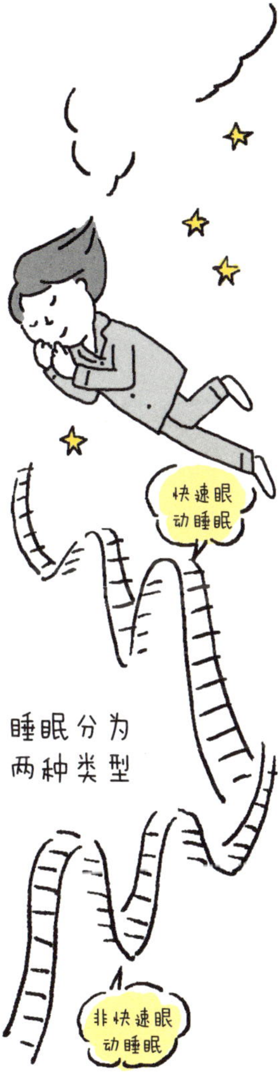

在电车上睡觉时为什么会靠向旁边的人?

接下来我们将对现阶段已然确认的关于睡眠的情况进行详细说明。

睡眠有两种类型——快速眼动睡眠和非快速眼动睡眠，这是众所周知的事实。

快速眼动睡眠，意为“眼睛快速运动的睡眠”。在快速眼动睡眠期间，我们可以观察到，即使闭着眼睛，眼球也会在眼皮下快速地转动。眼睛的运动表明正在做梦。

相对地，非快速眼动睡眠则是指不属于快速眼动睡眠的状态。

非快速眼动睡眠有三个阶段（也有说法认为有四个阶段），取其首字母“N”，将最浅的非快速眼动睡眠定为N1，中等深度的是N2，最深的第三阶段则是N3。

一夜之间，人们会反复经历快速眼动睡眠和非快速眼动睡眠，其中也存在一定的规律。

首先，入睡后进入非快速眼动睡眠的N1阶段。接着是N2、N3，逐渐进入更深层次的睡眠。然后会像走回原路一样，先回到N2、N1，最后进入快速眼动睡眠阶段。

快速眼动睡眠的特点就是前文提到的做梦。此时大脑在不停活动，但身体却动弹不得，因为脖子以下的身体活动已被“关闭”。由于身体无法移动，因此也就无法翻身（翻身通常发生在非快速眼动睡眠期间）。

所谓的“鬼压床”现象，通常发生在快速眼动睡眠时，某种原因导致意识恢复清醒，但身体却还保持无法动弹的状态，这时人们就会感到惊慌失措。

例如，在电车上打盹时，偶尔也会有人不自觉倒向旁边，但大多数人会保持坐姿入睡。这是因为刚入睡时人体还处于N1阶段。如果此时进入快速眼动睡眠，身体就无法保持平衡，可能会倒向旁边。

当小憩逐渐变为深度睡眠，从N1逐步过渡到N2、N3时，身体会慢慢放松，开始像划船一样摆动，大约在N2阶段时，可能就会不自觉地靠向旁边的人。

非快速眼动睡眠少会导致痴呆症吗?

“N1 → N2 → N3 → N2 → N1 → 快速眼动睡眠”，这样一个睡眠周期大约需要 90 分钟。而这个 90 分钟的周期每晚会重复 3~4 次（见图 4-2）。如果在睡得最深的N3 阶段被叫醒，人会感到昏昏沉沉，怎么都起不来。而如果是在N1 阶段或快速眼动阶段醒来，就能更轻松地起床。

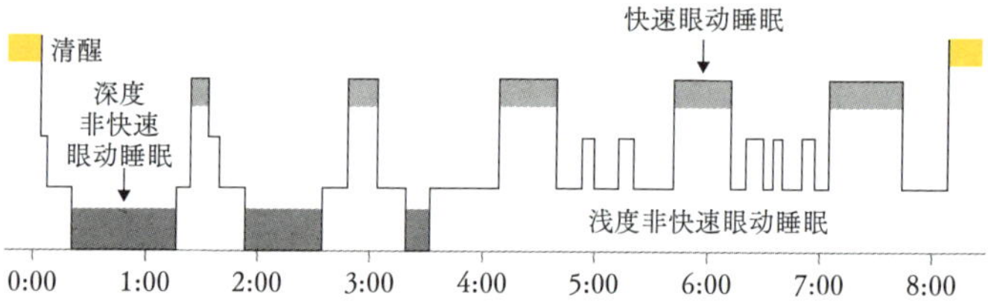

图 4-2 睡眠周期

数据来源：日本厚生劳动省 e-healthy

这种 90 分钟的周期会不断循环，一直到第二天早上。随着N3 阶段的深睡眠时间逐渐减少，快速眼动睡眠的时间则逐渐增多。

在快速眼动睡眠期间，大脑会整理白天的经历，然后固定在记忆中。这意味着如果忽视了快速眼动睡眠占比较高的后半夜，自己昨天的经历就很难记忆在大脑之中。许多学生为了备考选择减少睡眠时间，有时甚至只睡 3 个小时，这样做会导致自己在快速眼动睡眠开始增加前醒来。只有保持充足的睡眠才能提高记忆力等学习能力，希望大家能了解这一点。

快速眼动睡眠和非快速眼动睡眠状态下，体内的活动是不同的。相关研究证明，在非快速眼动睡眠时，大脑中的废弃物——β- 淀粉样蛋白会被排出大脑外。

β- 淀粉样蛋白是一种在大脑内产生的蛋白质，健康人脑中也会存在这种物质，但如果长时间没有被排出，反而不断在大脑中积累，就会增加罹患痴呆症的风险。

虽然没有为了不患上痴呆症，必须每天睡多少小时的明确标准，但从常理来看，每天需要保证 5~6 小时的睡眠。

随着年龄的增长一定会睡眠不足吗?

众所周知，睡眠时长会随着年龄的增长而发生变化（见图 4-3）。

躺在床上的时间（称为床上时间）和睡眠时间本身并

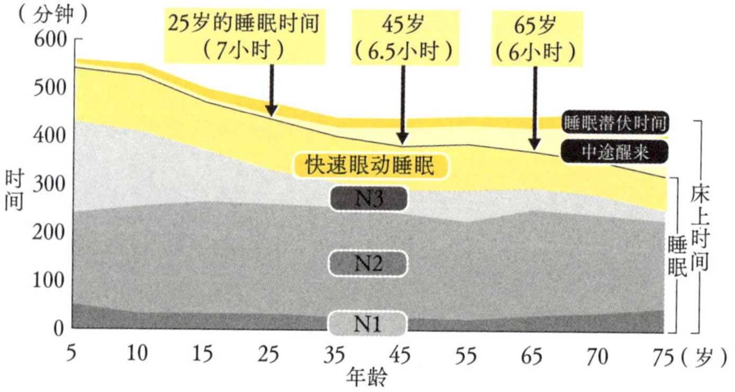

图 4-3 随着年龄增长发生的睡眠变化

注：睡眠潜伏时间指的是从清醒到入眠所需的时间

数据来源：Maurice M. Ohayon, et al. Meta-Analysis of Quantitative Sleep Parameters from ChiIdhood to Old Age in Healthy Individuals[J]. *Sleep*, 27(7), 2004.

没有因年龄增长而发生太大变化。从睡眠时间上看，25岁时约为7个小时，45岁时约为6.5小时，即使到了65岁，也能维持在6小时左右，并没有显著区别。

不过，年轻时一旦入睡，通常可以一觉睡到天亮。而到了中老年，半夜会醒好几次。从图4-3也可以看出，中途醒来的频率随着年龄的增长而不断攀升。

许多老年人抱怨睡不着或睡眠不足，但实际上，他们的睡眠总量并没有显著减少。这种睡眠不足的感觉恐怕是由夜间中途醒来次数较多所致。

此外，或许他们是通过在白天打盹补充夜间缺失的睡眠。

顺带一提，睡眠可分为多相性睡眠和单相性睡眠。多相性睡眠是指一天中多次入睡和醒来，如同婴儿时期的睡眠。而随着成长，我们的睡眠就逐渐变成了一觉到天亮的单相性睡眠。

但有人认为，即使是成年人，选择多相性睡眠对身体也更有益。例如著名足球运动员克里斯蒂亚诺·罗纳尔多便采用了一天睡五次、每次90分钟的多相性睡眠方式。

“充电小歇”以 15 分钟为宜

对于夜间睡眠不足的人，我推荐通过充电小歇来补足缺少的睡眠。所谓充电小歇，其实就是指 15~20 分钟的午睡。这种午睡方式有着许多优点：

· 让疲劳一扫而空

· 提高判断力、理解力和专注力

· 增强干劲

· 更容易培养出创造性思维

· 提高工作效率

不过，如果午睡时间过长，可能就轮到晚上睡不着了。所以建议把时间控制在 15 分钟左右。从之前提到的睡眠周期来看，15 分钟时大约处于 N1 阶段，并没有睡得太熟，所以中途醒来也不会感到太大的不适。而如果进入 N2 或 N3 阶段后醒来，可能会觉得睁不开眼，甚至会恍惚一段时间。

如果希望午睡时间超过 15 分钟，那么可以定一个 1.5 小时的闹钟，这样应该也可以顺畅地醒来。因为 1.5 小时正好是 90 分钟，这也就意味着可以刚好在一个睡眠周期结束时醒来。

不过需要注意的是，虽然平均睡眠周期长度为 90 分钟，但这也是因人而异的。因此，我们可以以 90 分钟为基准，根据自身情况调整，让自己能神清气爽地醒来。

“灰姑娘时间”是伪科学?

曾几何时，“灰姑娘时间”这一说法大行其道，声称“要想拥有完美的肌肤，必须在午夜12点前睡觉”，大家是否听说过呢?

这一观点认为，午夜12点以后是打造完美肌肤的生长激素分泌的高峰期，因此必须在这个时间段之前入睡。

但目前这一说法已被推翻。

尽管生长激素确实有助于改善皮肤，但生长激素从午夜12点开始分泌的说法并不科学。目前相关研究已经证明，生长激素是在睡眠程度最深的N3阶段开始分泌的。

那么为什么会出现“灰姑娘时间”这一说法呢?这可能与研究生长激素的实验进行的时间有关。

在实验当中，实验对象通常在午夜12点前入睡，并在进入非快速眼动睡眠后被采集血液样本进行分析。实验结果显示，他们的血液中确实含有生长激素。这一结果不断重复，也就演变成了“午夜12点以后才会分泌生长激素”这一说法。

然而，近期研究发现，生长激素并不是在午夜12点后分泌的，分泌高峰出现在第一个90分钟睡眠周期的N3阶段。如果实验从晚上9点开始，或许会衍生出“晚上9点以后生长激素分泌增多，所以早点睡觉”的结论。

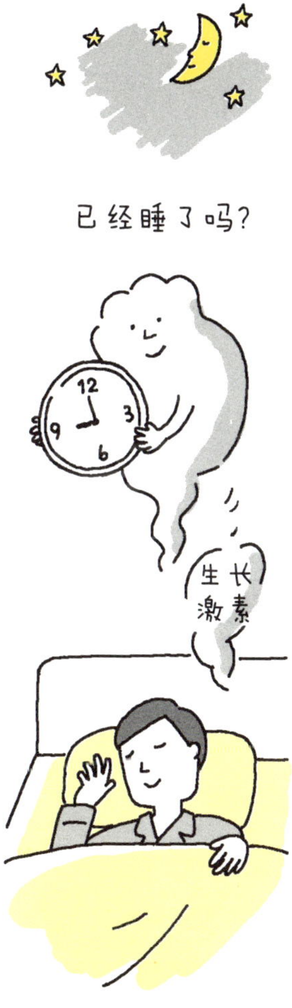

为了高效休息，不要睡太久

接下来，让我们来谈谈如何通过合理的睡眠方式来保证休息质量与活力。

为了高效休息，我们需要注意不要睡太久。主要原因有二。

第一，每个人所需的睡眠时间是不同的。睡眠的时长可以用时间来衡量，并计算出平均值，例如 6 小时或 8 小时等。正如前文介绍的 OECD 数据，日本人的日均睡眠时长是 7 个多小时。

但这仅仅是一个平均值。有人睡 3 小时就已足够，而也有人睡 10 小时才行。对于那些睡 3 小时就足够的人来说，强迫自己睡 10 小时反而会压力倍增。

第二，即便疲惫不堪，睡个不停对身体也没有好处。过度休息会导致身体机能的退化。如果经常不进行适当的运动，那么身体机能就会逐渐下降。

有一个词叫“卧床休息”，指的就是安静休养这样的状态。虽然躺着但并没有睡觉，只是躺着休息，也就是所谓的静卧。

住院时的状态就是一个典型的例子。这时食物也是由别人送来，甚至都不需要去厕所大小便。在这种情况下，尽管体内的生理活动仍在进行，但生活方面的活动几乎完全停止了。

如果卧床休息的时间过长，身体机能就会逐渐下降。实际上，哪怕仅仅只是有一天睡眠时间过久，控制身体活动的骨骼肌中的肌肉蛋白质也会减少 0.5%~1%。

人体肌肉量的高峰通常在 20 岁左右，然后随着年龄增长逐渐减少，到 70 岁时减少到高峰期的约 60%。为了保持年轻和活力，还是通过适度活动来维持体力比较好。现代人在工作时基本上处于久坐状态。因此，为了尽可能保持较高的体力水平，在休息日要注意活动身体。

调整自主神经也能提升活力

从调整自主神经的角度来看，睡得太多也绝非益事。让我们来复习一下，自主神经包括交感神经和副交感神经，它们以昼夜交替的方式运行。

我们将一天 24 小时分为白天和夜晚两个部分（见图 4-4）。从早上 6 点到傍晚 6 点为白天，从傍晚 6 点到第二天早上 6 点为夜晚。白天是由交感神经主导的时间段。

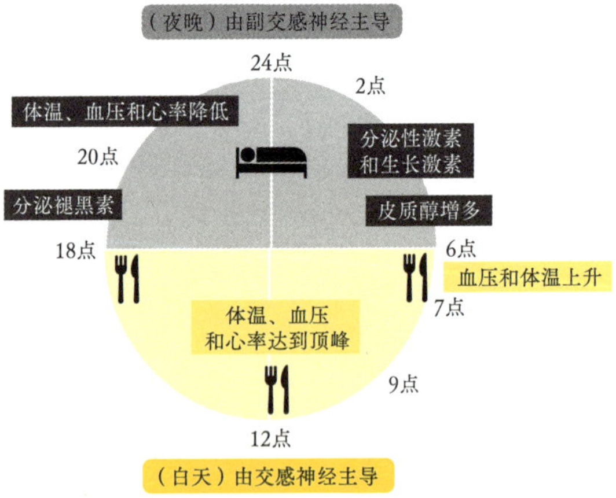

图 4-4 昼夜节律

早晨醒来时，交感神经占据主导地位，同时会分泌皮质醇这种兴奋激素。得益于此，身体的血压会逐渐上升，人也随之清醒并活跃起来。中午时分，身体的状态达到活动的最佳水平，思维速度和行动速度达到高峰，体温也是一天中最高的。

到了傍晚，身体逐渐切换到由副交感神经主导。此时，大脑的松果体会逐渐分泌出一种促进睡眠的激素——褪黑素，同时身体的深部体温会下降1~1.5℃，人就会开始感到困倦。在睡眠中，副交感神经充分发挥作用，性激素和生长激素等物质大量分泌。体温会在清晨时达到一天中的最低点。

然后，次日早晨到来。就这样，我们的身体铭记着一天的循环周期。如果过着违背生物节奏的生活，人自然容易变得疲惫，自主神经也会紊乱，从而陷入恶性循环。

因此，按照自主神经运行的昼夜节律过上有规律的生活，就是调整自主神经的关键，也是提升活力的第一步。

三种调节睡眠的方法

在前文中我们讨论了睡得太多的问题，但也有些人可能存在睡不着的情况。这对于主动休息而言同样是一个问题。

一旦睡眠节奏被打乱，就会出现夜晚难以入睡、白天昏昏欲睡等情况，令人难以随心所欲地活动。不过，这也并非无法解决。目前医疗上使用的睡眠药物大致分为三类：恒常性调节类、清醒调节类和生物钟类（见图 4-5）。了解这些药物分别对身体何处以及如何产生效力，就能够帮助我们找到无需服药也可促进睡眠的方法，还能帮助我们了解自己失眠的原因。

首先是恒常性调节类。所谓恒常性调节，源于人类困倦时便会入睡这一恒常周期。这类药物便是从此处着手。

因为兴奋而难以入睡的人可以通过调节γ-氨基丁酸这一让人心情放松的神经递质，让自己更加放松，平静下来，好好休息，以此恢复睡眠自身的恒常性。近年来，

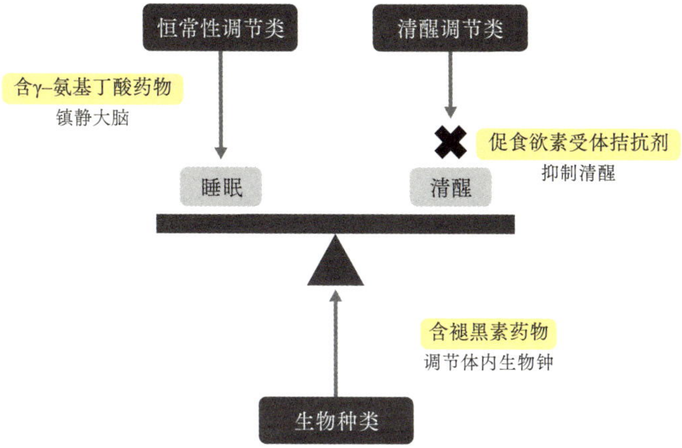

图 4-5　睡眠调节的三大体系

市场上也出现了很多含有γ-氨基丁酸的巧克力和口香糖产品。

要点在于，让自己的心情放松下来，这样就不需要依赖药物。自觉经常因为兴奋而睡不着的人，可以尝试在睡前避免刺激交感神经，并采取一些提升副交感神经活动的措施。

夜间不适合沐浴在强光下

第二种睡眠调节方法就是“清醒调节”，也就是屏蔽让人清醒的因素。具体而言，就是通过阻断促进清醒的物质——促食欲素来实现的。虽然不依赖睡眠类药物突然抑制住这种物质的分泌是比较困难的，但到了夜晚，促食欲素的分泌一般就会自然减少。因此，通过保持有规律的生活节奏，可以逐步降低促食欲素的分泌水平。

最后一种睡眠调节方法就是生物钟调节。在吃药的情况下，利用褪黑素药物可以调节体内生物钟，到了夜晚就会自然而然感到困倦。

如前所述，到了晚上褪黑素这一睡眠诱导激素就会开始分泌。褪黑素通常在早晨起床沐浴到阳光后的第 14~16 小时开始分泌。因此，在预计入睡时间的 14~16 小时前晒太阳，可以自然调整褪黑素的分泌时间，使其与睡眠时间吻合，如此一来就可以在不依赖药物的情况下调整睡眠时间。

此外，建议晚上不要暴露在2500勒克斯以上的强光下，也尽量避开电脑或智能手机散发的蓝光。否则大脑中的松果体会误以为“白昼延长了”，从而抑制褪黑素的分泌，导致难以入睡。

那么2500勒克斯以上的光线是什么样子的呢？相当于晴天时办公室的亮度。而一般家庭夜晚的亮度为500~700勒克斯，相对较暗。夜晚便利店的亮度为1500~1800勒克斯，因此下班回家时顺路去趟便利店一般不会对睡眠产生显著影响。

蓝光是人眼可见光中最强的光线，由于穿透力强，不会被角膜或晶状体吸收，因此能够直达视网膜。电脑、智能手机的LED显示屏及LED照明灯中普遍含有蓝光，建议睡前尽量避免使用智能手机。

如果睡前无论如何也想看一会儿手机的话，可以采取一些应对措施，例如给手机屏幕贴上具有蓝光过滤功能的保护膜，或者佩戴专用的防蓝光眼镜。

希望各位能通过学习关于治疗失眠的医学知识，更好地去休息。

新しい「休み方」を始めよう

5

第5章

开启新的休息方式吧

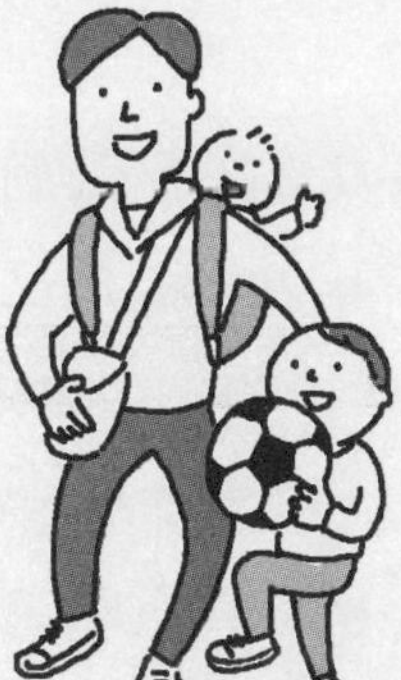

即便工作还没告一段落，也要先稍事休息

平时在安排日程时，你会将休息时间也纳入其中吗？

是否总是不知不觉以工作为先，之后才去休息呢？

在日本，很多公司的财年[1]是于3月末结束，然后从4月开始新财年。而在我曾居住过的德国，则是以12月31日结束财年，次年1月1日开启新的财年。

在日本，新年伊始，大家首先会做什么呢？在德国的话，大家会一起商量这一年什么时候休长假。

“你打算什么时候休假？”

“我准备这个时间段休假。”

把假期写在日历上，然后再开始新的一年。换句话说，优先确保休息时间。等时间一到，就放下手头的事情，先休息再说。而反观日本人：

“等工作稳定下来再休假吧。”

“等有空再休息吧。”

[1] 财年指公司机构或政府计算财政收支的年度周期。——编者注

“先等工作推进到一定程度再说吧。”

像这样总是将休息与工作捆绑起来，在筋疲力尽的状态下开始长假，我认为是一种缺乏计划性的表现。

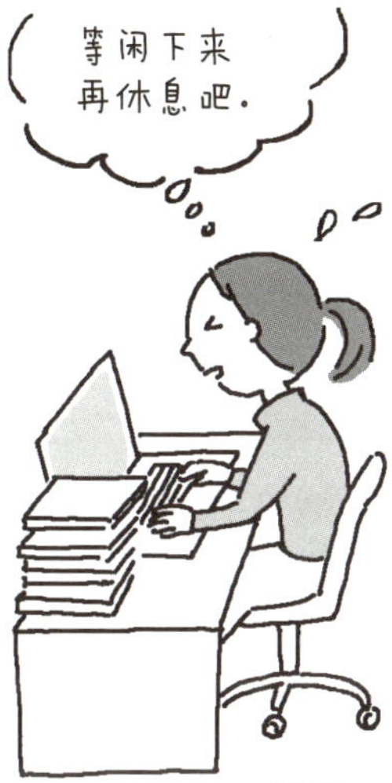
等闲下来
再休息吧.

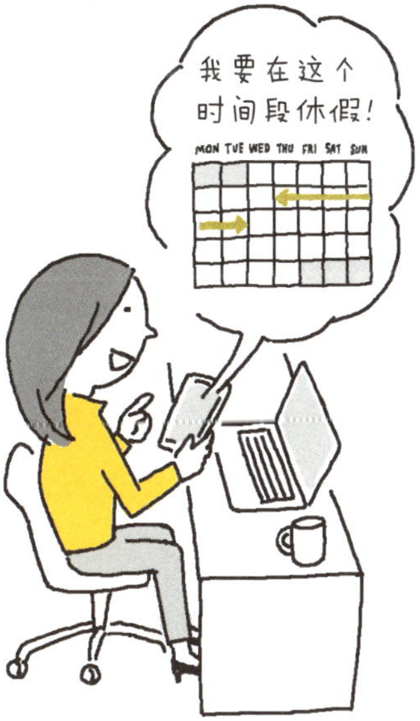
我要在这个
时间段休假!
MON TUE WED THU FRI SAT SUN

接下来可能会很辛苦，所以提前休息一下

理想情况下，最好是在进入忙碌期之前休个长假。这样就可以在拥有充分休息和饱满活力的状态下投入工作中。

比如去登山时，我们会想：

“需要带多少食物和水呢？”

“可能中途要露营，所以睡袋也带上吧。”

与之类似，我们需要预估接下来会进行哪些活动，是否会让自己感到疲劳，从而提前储备所需的能力与精力。

甚至可以说，不要等到疲劳之后再去休息，而是要在疲劳之前先行休息。

这不仅适用于长假，每天或每周的日程管理也是如此。

“明天要带孩子去公园，之后还要去买食材，估计会很累。今天早点睡觉，养精蓄锐吧。”

“这周基本都是坐在办公桌前工作，体力消耗应该不会很大，不需要太多的能量。”

我们可以尝试改变思路，根据预计要进行的活动反推，然后提前储备所需精力。

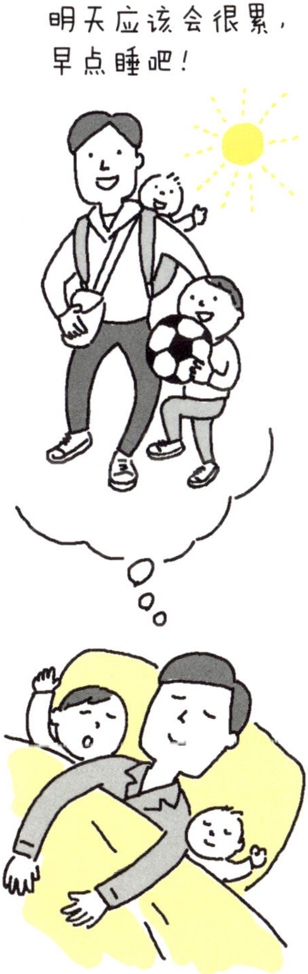

改在周六打开日程本

大家平时应该都会用日程本或手机来规划日程安排。通常，大多数人会在周末即将结束的周日打开日程本，确认从明天开始的这一周的安排吧？请放弃这种做法吧。

反之，请在周末才刚刚开始的周六打开日程本，查阅从下周一开始的日程安排。

如果发现接下来五个工作日的日程都安排得很满，就请在这个周末尽可能地进行主动休息。通过充分休息恢复精力，充电到100%的状态。之后随着周一、周二、周三……就会逐渐消耗，到周五时差不多电量用尽。这是最理想的状态。

我们往往误以为自己的活动能力是无限大的，于是不断地塞满日程。如果周六发现“这个周末实在没法儿好好休息”，那么可以考虑调整接下来五个工作日的日程，把其中一些任务挪到下下周，或者拜托其他人帮忙完成。

这就像是“先有鸡还是先有蛋”的问题，总而言之，试着不要选择在工作日之后的周末休息，而是转变为用周末休息储存的那份精力来支撑工作日的任务。

市面上销售的日程本和手机的日历界面，基本上都是从周一开始或者从周日开始。如果可以的话，我甚至希望全部改为从周六开始（笑）。

当然，事情不可能总能按计划进行。也许到了周二还剩下80%的精力，但因为周三特别忙碌，精力迅速下降到50%以下。这种情况下，可以试试中午小睡片刻，或者和同事一起开开心心吃顿好吃的，在一周的中途补充精力。

最好在彻底筋疲力尽之前，及时小憩或多多补充能量。

碎片时间最适合休息

“昨晚又没休息好。”

“下周日想好好休息，但是要加班，看来是泡汤了。”

当我们考虑休息问题时，是否会像这样以早晨、白天、夜晚，或者周六、周日这样的时间段来规划呢?

然而就现实而言，用一整晚或者一整天来休息其实并不是一件容易的事情。如果想要休息却做不到，难免心情不畅吧。

但是没关系。事实上，即使只是工作间隙的一点点碎片时间，也可以用来好好休息。

我发现我的妻子常常跟附近的邻居站着聊天。在我看来，“哪来那么多话可聊呢? ”但对她来说，这就是一种非常重要的休息方式。

如果按照七种休息方式的逻辑，与邻居站着聊天既包含了亲密交往的要素，也有切换环境的要素。并且这是利用很短的时间就可以完成的休息，所以我觉得是一种很厉害的休息方法。

像这样改变一下思维方式，哪怕只是5分钟、3分钟，甚至1分钟的时间，也有很多可以做到的休息方式。

比如从椅子上站起来，深呼吸几次，顺便伸一个大大的懒腰；或者对目光交汇的人微笑着打个招呼，稍微有空的时候做点小手工。这些都是非常好的休息方法。

你平时是怎么吃午餐的呢？是不是在自己的座位上，一边盯着电脑屏幕一边吃便利店的便当呢？从明天开始，不妨试着去公司的公共空间，或者在公园里晒着阳光吃午饭。只要稍微有所改变，休息的质量一定会逐渐提高。

记录疲劳感

运动员每天都会通过日记记录自己的身体状况，以此实现可视化管理。其中早上起床时的感觉是重中之重，可以由此判断身体情况好或不好，从而相应地调整当天的训练计划。

身体的状态当然是每天都不相同的。毕竟人的身体不是手机，不可能一觉醒来就已经自动充电到100%。

据说，运动员们通过多年坚持不断地写日记，就能够推断出“这种身体状态下，大概只能发挥到这种程度”“如果再勉强自己可能会受伤”。所以他们会根据自身情况进行调整。

对于那些无法自行调整计划的选手，教练则会建议：“按你现在的状态，还是不要把自己逼太狠了。今天的训练量到这个程度就差不多了。”

在工作时，上司应该发挥类似教练的作用。比如，一些物流公司的管理部门会询问员工休息得怎样，并在司机出车前进行检查。这样的企业正在逐渐增多。

然而，很多时候身体状况是只有自己才能知道的，因此最终还是需要由本人来掌握自己的身体状况。

对于职场人士而言，可以试着在手账本的角落用符号或数字来表示自己的身体状况，或者在手机上记一些笔记。就像为了减肥而记录每天吃了什么的“记录型减肥法”一样。希望大家能够倾听自己身体的声音，并记录下来。

通过持续记录，变得对自己的疲劳更加敏感后，我们就能察觉到“虽然没到要请假的地步，但从刚才开始失误变多了”“今天身体状态不太好，早点回去好了”等。

判断出自己的疲劳已经达到极限时，我们是拥有“不去上班”这个选项的。

即使当天有面对面的会议也没关系。万幸的是，现在可以改为线上会议，或者变更为通过邮件和聊天工具进行沟通。

秉承休息时相互体谅的精神

德国《联邦休假法》规定，雇主必须为每周工作 5 天的员工提供每年至少 20 天的带薪假期，否则将受到处罚。

据说这项法律条款的背后还存在宗教方面的原因。

在基督教的观念中，工作并非美德，而是一种“惩罚”。因此，人们是抱着被迫干苦役的想法工作的。一起工作时，大家基本上也都想着早点回家，尽量少待在公司。

从日本人的角度来看，可能会觉得：“总是这么慌里慌张地想着早点回去，能认真工作吗？”但实际上情况恰恰相反。

他们会绞尽脑汁地在有限的时间内，努力集中精力、高效完成工作；或是为了享受假期而努力想办法把工作处理完……所以德国人的生产效率很高。

在这方面，日本人能长时间工作且不抱怨，因此常给人以勤劳的印象，但实际上每小时的生产效率并不高。有时甚至总是在完成一些低效的工作。

德国人临近假期时，会开心地说："周末我要去这个地方，这样度过。"假期结束后，他们会精神饱满地回来，并兴致勃勃地分享"我玩得可开心了"。

当然，如果有人请长假，工作可能就会出现空档。不过，合作伙伴也会体谅地表示："负责人在休假的话，那确实没办法了，先等着吧。"

也就是说，整个社会对休息时互相体谅这一精神是极其认可的。

当然，像医疗机构那样需要处理分秒必争的紧急问题的地方另当别论。但对于一些不太重要的咨询问题，或许几周后得到回复也不会造成多大的问题吧。

逐步推广工作间歇时间制度

在日本，有人请假时，往往会立即出现别人不得不代替他工作，所以很苦恼的情况。这种氛围让人很难心安理得地请假。

有些公司甚至规定，带薪休假的人要提前在早会上说“× 日至 × 日我要休假，给大家造成不便，非常抱歉”，并为此鞠躬道歉。

尽管如此，在日本也终于有企业开始重新审视工作方式了。这种变化借鉴了 1993 年欧盟发布的《工作时间指令》，也被称为“工作间歇时间”或“工时间歇”。

欧盟的该指令规定：“每 24 小时中，必须有 11 小时的休息时间。”简单来说，就是禁止长时间连续工作，将安排一定的休息时间规定为义务。

例如，如果某天加班到晚上 12 点，根据工作间歇时间的规定（和下一次上班至少要间隔 11 个小时），就是从第二天的上午 11 点开始工作。

这11小时的休息时间，理所当然包括睡觉、用餐、与家人共度时光，以及其他私人时间。

这种工时间歇制度在日本尚未成为强制规定，暂时还只是一个努力达成的目标。不过，这个词已经逐渐广为人知，也出现了一些提倡工时间歇的企业和公共机构。期待能通过这样的方式逐步改善过度工作的现象。

由于疫情的影响，居家办公已逐渐普及。在这种环境下，单靠长时间工作获得认可的情况似乎有所减少。毕竟，在远程办公中，即使员工说“今天工作了×小时”，也无法核实。所以我们正逐步进入一个重视工作质量和数量，更胜于重视工作时间的时代。

职场开始发生变化

越来越多的企业经营者开始逐渐接受这样的理念：

“工作的质量和数量要比工作的时长更为重要。”

“能在更短的时间内完成同样目标的人更加优秀。”

“在有限的时间内，如何提高效率才是关键。”

在我年轻的时候，上司的指示总是带有某种含糊感。比如，他们可能不会提到明确的截止时间，只是简单地说一句“加油吧”。虽然没有人催促，但下属会想，总之还是早点完成比较好，于是就会硬着头皮在当天完成任务。那时的职场弥漫着一种“拼命工作理所当然”的氛围。

如果上司明确地说“这项工作这周内完成即可”，下属就能根据自身的判断制定工作计划，从而避免加班。

也就是说，如果上司能够明确告知下属工作的期限以及期待的完成程度，比如宁可慢一些也要认真完成，或是即使粗略一些但要尽快完成，下属就能根据自己的判断来推动工作进度。

最近，似乎大家确实开始注重给出明确的指示了。越来越多的公司通过KPI（关键绩效指标）来判断工作进展情况。如此一来，员工可以清楚地知道，“本季度的目标已经达成，不需要再加班去拼了”。

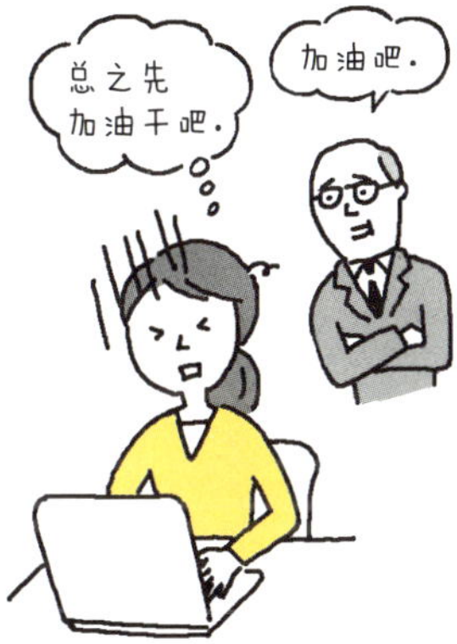
总之先
加油干吧。
加油吧。

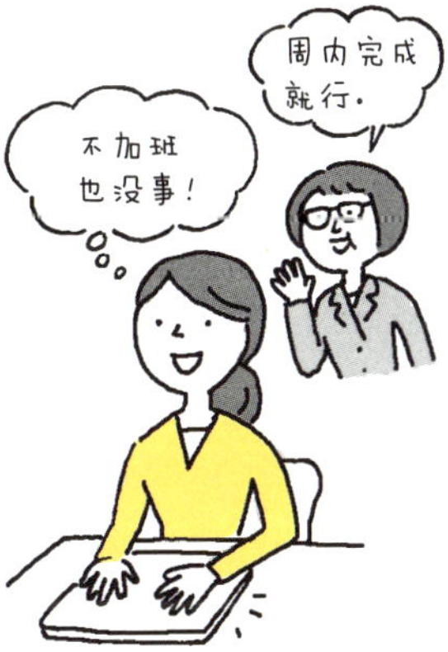
不加班
也没事！
周内完成
就行。

转变观念：该休息时就好好休息

在这样一个时代，我们必须进行意识层面的改革。如果公司实施了工时间歇制度，那么员工下次来上班至少要经过 11 小时。即便工作没有完成，也不能第二天提前来加班完成，所以必须在有限的时间内完成分配的任务，否则会影响自己的评价。因此，自然而然地，员工会萌生尽可能提高工作效率的想法。

而要想提高工作效率，就必须发挥出自身 100% 的能力。像第一章中提到的那样，“虽然到了公司，但也只是百无聊赖地坐在桌子前发呆”这样的情况将不再被允许。

由此看来，日本职场也正在逐渐转变为工作时集中精力努力，但该休息时就要好好休息的思维方式。

对于休息这件事，如果社会的理解能进一步加深，人们就不会再轻易将休息视为“偷懒”或“懈怠”了。

要想构建一个累了就可以心安理得地休息的社会，首先需要企业经营者和管理层的意识发生改变。此外，也需要提升行政、人事等管理部门在休息方面的素养。在日本，拥有50人以上规模的企业都配备了产业医生和产业保健师，所以最好让这些专业人士都更加深入地理解休息的重要性。

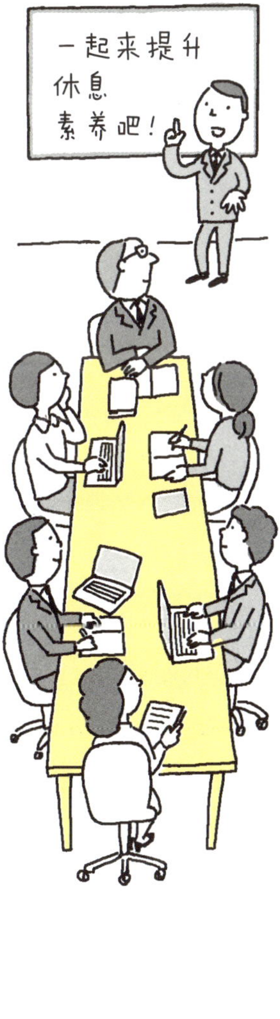

因疲劳而休息并不是装病

我经常对那些对休息怀有罪恶感的人说，休息并不意味着偷懒。

再次强调，疲劳是一种活动能力下降的状态。当一个健康的人无法发挥出100%的能力时，这种状态就是疲劳。出于这一原因而想休息，绝不是在装病。

如果没有感到疲劳却想休息，那可能是装病，或是因为遭遇了霸凌等其他问题，抑或是患有其他疾病。但是，倘若明显出现了个人表现下降等问题，那么这并不能算是装病。

在过去，即使感到疲劳不堪，我们也会忽视它，然后勉强自己坚持工作，并认为这是作为社会人士的责任。然而，在未来的时代，能够及时察觉到自己的疲劳，迅速采取应对措施，以最佳状态工作才是社会人士的责任。

尽管如此，还是有些过于认真负责的人仍然可能会觉得不能休息。这种情况下，我们可以试着这样想。

"公司和我签订的雇佣合同，是以我100%的工作表现为前提的。如果只能发挥70%或50%的表现却硬要出勤，这就可能会构成违约了。"

公司是以员工100%的工作表现为前提签订合同的，如果员工只能发挥50%，对于公司来说反而是一种损失。与其如此，不如利用带薪休假好好休息，调整到能够发挥100%表现的状态后再回到公司工作，这也是为了公司着想。这样想，或许就能消除休息带来的罪恶感了。

我坚信，只要我们每个人都拥抱新的休息方式，就能让社会焕然一新。

（专栏）

疲劳是未病

·现代医学以“疾病生成论”为前提

您是否听说过“发病机制”（pathogenesis）这个词呢？

这一理论认为，疾病是出于某种原因产生的。如果找到疾病的原因并将其解决，疾病就会消失。而西方医学正是基于发病机制发展而来的。

在日本，压力和疲劳似乎也被视为一种“病”，认为只要躺下让身体休息休息就好了。

但我认为，发病机制很难适用于压力和疲劳。

归根结底，压力和疲劳的诱因是不可能完全被消除的。假如工作和家务是导致疲劳的原因，我们在生活中难道能完全摆脱这些事情吗？

为了避免被疲劳和压力击垮并保持健康，我认为我们必须放弃这一理论，转而从健康本源学（salutogenesis）的角度思考。

所谓的健康本源学，其实就是立足于为现在的状态补充些什么才能变得健康的理论。

那么健康究竟指的是什么样的状态呢？实际上，早在1947年，世界卫生组织（WHO）就对健康下过定义。根据这个定义，健康是“在身体上、精神上，以及社会层面上都完满的状态”。不过，这一定义显得有些抽象。“完满”具体指什么呢？这让人多少有些摸不着头脑。

·日本国民健康保险制度划分的“健康”与“疾病”

在对健康的定义仍存疑问的背景下，日本于1958年制定了《国民健康保险法》，1961年各市、町、村开始实施国民健康保险制度。这是一个从婴儿到老年阶段，所有人都能加入、任何人都能随时随地享受保险医疗服务的全民保险制度，是一个划时代的创举。过去由于无力支付医疗费用而看不了病的人大大减少了。

然而，从休息学的角度来看，这一健康保险制度也存在着一些问题。由于健康保险是通过全体共同支付保险费来分担疾病发生时的医疗费用，因此必须划定使用资格。也就是说，必须讲清楚“哪种程度算不上疾病，但从哪里开始就算是疾病”，即必须在健康和疾病之间划清界限。

说得极端些，在日本现行的医疗制度下，即使个人认为自己健康，但只要医生诊断为“你生病了”，从那一刻起你就生病了。相反，即使自己觉得身体状况不佳，只要检测结果在正常范围内，就会被告知没什么大问题，先观察一下吧，然后被请回家。在这种情况下，人就会被判定为没有生病。既然没有生病，便会被视为健康。

·两种“未病”

如果有人因感到身体不适而去医院，结果被告知自己是健康的，这样的判断真的没问题吗？对于那些确实感到身体不适的人，直接断言他们健康是否显得过于武断呢？

由此，“未病”这一概念开始引发关注。这个词最早出现在大约2000年前的中国医学典籍中，指的是既非疾病也非健康的状态。

日本未病学会对“未病”的定义与大约2000年前的中国古籍所述有所不同，他们将未病分为两个类型，分别是“没有自觉症状，但检测结果异常的状态”，以及“有自觉症状，但检测结果正常的状态”。

此外，还进一步将未病分期为接近生病的未病（M-I）和接近健康的未病（M-II）。

接近生病的未病，是指检测结果显示异常，但本人没有任何自觉症状。实际上，这种情况并不少见。例如，早期高血压或糖尿病患者，通过测量血压或血液检查可以发现异常数值，但患者本人却完全没有任何症状。这种情况下，医生可以进行干预治疗。

问题在于接近健康的未病，即有自觉症状，“感觉身体不适”，但检测结果却没有异常数值的状态。

·应对未病需要我们每个人的努力

感觉身体不适实际上就是一种疲劳的状态。也就是说，疲劳是一种未病。

然而，未病这种既非疾病又非健康的状态，在以发病机制为前提的西方医学中，往往被排除在治疗范围之外。虽说如此，但如果连接近健康的未病都进行治疗，日本的医疗体系恐怕会不堪重负。

既然医疗无法介入，就只能靠自己来解决。然而，这并非全是坏事。通过服用非处方药物，或是考虑“是不是应该多运动一点”“是否应该注意饮食”“是否睡眠不足”等问题，并积极搜集健康相关信息——这种思维正是基于“为现在的状态补充些什么才能变得健康呢”，而自己主动采取行动。

维持健康的主体，不是医生，也不是其他人，而是我们自己。疲劳=未病。这需要我们每个人根据健康本源学自主采取行动。

然而，现如今信息量纷繁芜杂，人们常常会感到迷茫无措。对于这一群体，我称之为“未病难民”或“休息难民”。

我希望这些人能够掌握关于休息的科学知识。因此，我们需要培养名为“休息士”的专业人才。